《抗癌鬥士故事系列17》

癌後康復 我要回歸心生活

財團法人台灣癌症基金會 編著

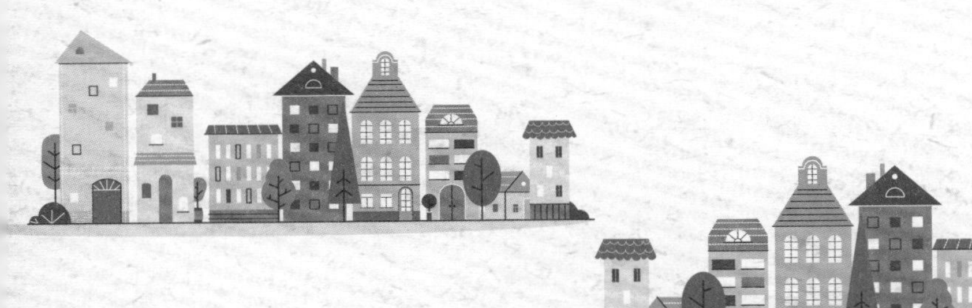

活出精采「心」生活，重「心」再出發

現在的我還是以前的我嗎？綻放勇氣，重拾美麗自我

我真的可以回歸職場嗎？跨越阻礙，重返職場預備備

為什麼我...還是好累？心靈療癒與情緒管理，與癌共存「心」世代

衛生福利部部長 **薛瑞元** 社團法人中華肌內效協會理事長 **簡文仁**

中央研究院院士、台灣癌症基金會副董事長 **彭汪嘉康** /暖心推薦/

即使疾病磨平我們的稜角，
那些受過的傷，
終將化作照亮前路的光，
讓勇氣戰勝病魔，
重返新生。

「抗癌鬥士」獎座意涵

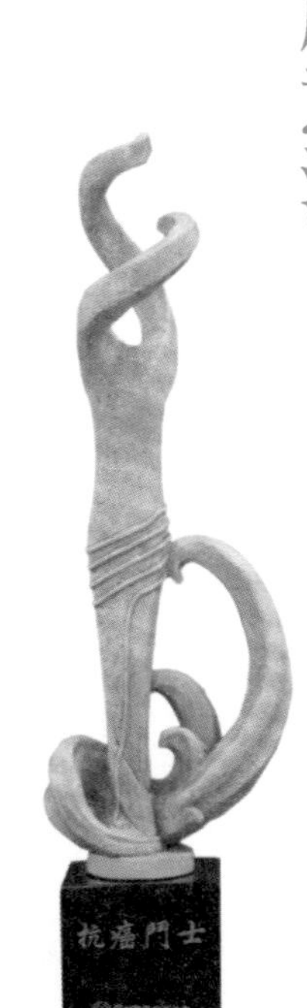

台灣癌症基金會為表達對抗癌鬥士與癌奮戰精神的最高敬意，特請藝術家設計出極富意義且兼具藝術意涵的獎座。

一、主體造型

為聳立於波濤洶湧海浪之中挺拔人像，象徵著癌友堅韌生命力，即使在驚濤駭浪中，仍不畏艱難，昂然挺立，不被擊倒。軀幹纏繞的繩索，寓意著曾被疾病綑綁的身軀，或許曾被病魔所困，卻能與癌和平共處，進而化為點綴生命的註記。主體造型頂部為舞動的雙臂，壯碩而有力，猶如與病魔的搏鬥操之在己，奮力掙脫出癌病的綑綁，舞出最美麗與自信的人生，再度成為自己生命的主人。

二、材質意涵

堅若磐石的材質，象徵堅毅與永恆，猶如抗癌鬥士堅忍不拔與永不放棄的精神。米白素色，象徵重新的生命，任由每位抗癌鬥士自由揮灑，做自己生命的彩繪家。

目次

目次

專家篇
癌後回歸「心」生活

總序

逆境中前行，創造新人生，回歸「心」生活

每年看著抗癌鬥士的故事都讓我深刻感受到生命的韌性，我們都知道癌症治療的艱辛，若非親自體驗，絕不是一般人可以想像。面對生命中的所有考驗、選擇，這群鬥士們用熱情、正向跨越生命中的難關，並無私地分享他們的經驗，讓我們更懂得去擁抱對未來的希望與生命的期待。看著他們即使經歷病痛，仍不輕言放棄，勇敢面對生命給的考驗，心中雖然不捨，卻充滿佩服。

隨著醫療科技的進步，癌症不再是不治之症，資訊的發達使一般大眾對於癌症的知識也越來越普及。今年選拔出的抗癌鬥士有童年時期就罹癌，有身患多種癌症仍正向生活著，不被後遺症與行動的不便侷限，金平看著他們在生命的逆境、絕境時，仍努力走過生命中每一個艱難的考驗，最終扭轉命運，擁抱自己所經歷過的一切，帶著這些養分，在人生的道路上閃閃發亮的繼續前行，為自己的生命持續妝點色彩，也為他人帶來希望。

台灣癌症基金會設有「癌友關懷教育中心」的專業服務團隊，包含護理師、營養師、社工師、心理師，透過定期辦理身心靈康復課程與活動，期盼每個面對癌症治療的病友，能在治療前、中、後每

個階段都能有正確的觀念，和自我照護知能、建立信心，進而於未來回歸日常生活、重返職場等。今年，本書專欄主題，以「癌後回歸『心』生活」為主題，邀請多位專家，針對「回歸健康日常」、「回歸職場規劃」、「回歸心生活」等部分做分享，希望給予癌友們，在疾病穩定控制的階段最真切、實在的幫助。

看著抗癌鬥士們，持續在社會上各個角落無私散發心中的溫暖與愛，能頒予「抗癌鬥士」獎項給鬥士們，是台灣癌症基金會的榮幸，也是他們榮耀了這個獎項。這些故事不只是台灣癌症基金會繼續前行的動力，我們更期望這些故事的分享，能幫助正在與癌症奮戰的朋友們，可以跨越癌症的藩籬，擁抱「心」的生活，活出更精采的人生。

財團法人台灣癌症基金會董事長　王金平

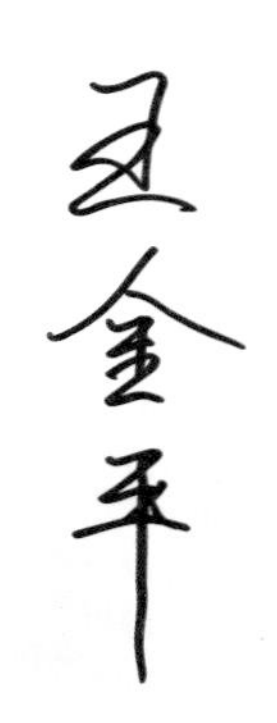

編前語

與癌共存，讓回歸健康生活成為日常

抗癌鬥士的選拔今年已進入第十七屆，和往年一樣，在閱讀每一位抗癌鬥士的生命故事時，彷彿自己也跟著走進他們的生命，一起經歷所有艱辛、曲折、波濤起伏，在最後也像是參與他們又再現璀璨的生命旅程，心中充滿感動。

癌症的時鐘仍然不斷加速，台灣每年癌症新診斷個案已超過十二萬人，雖然確診人數逐年上升，但隨著醫療技術的進步和癌症藥物的快速研發，癌症的死亡率已呈現平穩且微幅下降的趨勢。與癌共存已成為常態，因此，癌後生活的相關衛教資訊、服務、生活規劃的建議就顯得更加重要。癌後生活會面臨的挑戰著實不容易，身體外觀的改變、體能狀況的波動，以及情緒和心理層面的變化，在在對生活造成深遠的影響。這不僅是關於康復的過程，更是一場重新建構生活型態的旅程。

今年《癌後康復　我要回歸心生活》中，除了十大抗癌鬥士動人的生命故事，也規劃「癌後回歸『心』生活」專欄，癌後回歸要面對生活的種種不確定、職場的變遷、家庭和社會角色的調整，除了生活狀態的變化，還有心理的調適。

如何找回健康的生活節奏？如何重新融入職場，適應新的工作環境？如何在情緒上重新建立對自己的信心和認同感？我們邀請了各領域專家，多個面向探討癌後回歸的重要性和挑戰，從回歸健康的日常生活開始，探討如何透過飲食、運動和心理健康的管理，來維持身心的平衡。針對癌後回歸職場的策略，從面對就業、轉行、自身工作權益的維護，到適應職場的競爭，職涯專家提供了最實用的建議。在癌後回歸自我的重要性，讓大家瞭解透過自我認知、情緒管理和自我關懷，建立良好的心態，重新定義自己，也看見自己存在的價值，並在充滿挑戰的旅程中找到內心的平靜。

十七年來，徵選抗癌鬥士且出版「抗癌鬥士系列專書」成為台灣癌症基金會年度最重要的活動之一，以致敬這群抗癌鬥士們，他們經歷過癌症的衝擊、走過人生的低谷，終能揮別抗癌過程的身心煎熬再展新生，也持續鼓舞著其他正在艱辛奮鬥的生命勇士們，永遠抱持對生命的敬重及熱情。

最後，要特別感謝本書應邀撰稿的專家學者們，因為有他們對於各領域的專業見解與分享，豐富了書籍內容，期待讀者能得到不同的啟發，讓更多癌友及面臨生命低點的朋友受到激勵、獲得勇氣，再展生命的美好與光采。

財團法人台灣癌症基金會執行長　賴基銘

各界溫暖的祝福

薛瑞元——衛生福利部部長

癌友歷經生命的逆境，淬鍊出激勵人心的光芒！

彭汪嘉康——中央研究院院士、台灣癌症基金會副董事長

抗癌路程上，不再是艱難，不孤單獨鬥，是有你我他。

簡文仁——社團法人中華肌內效協會理事長

健康是我們所愛，罹癌也不是我們的錯誤或失敗，有時只是基因跟環境或生活上的無奈，只要活出精采與自在，就能展現抗癌鬥士的氣概。

薛瑞元　彭汪嘉康　簡文仁

溫信學——中華民國醫務社會工作協會理事長

在挑戰、挫折、痛苦與擔憂下，你們克服癌症對身心的衝擊，展現令人難以置信的韌性和勇氣，你們是真正的生命鬥士，讓大家看見正向生命力。

溫信學

蔡惠芳——三軍總醫院社工師／諮商心理師、台灣心理腫瘤醫學學會理事

每個人都是自己生命的鬥士，但您們更令人佩服的是：在生命陷落時，展現了對自己的接納、對他人的愛，以及對未來的希望。如此動人！

蔡惠芳

王新芳——羅東博愛醫院腫瘤中心顧問

自我生命的導師，醫療進步的導師，家人親情的導師，共創抗癌鬥士的「藍圖」。

王新芳

方淑玲——臺北市立萬芳醫院癌症中心副主任

人生旅程中，總不時會有不同驚喜發生，不管是喜或哀，從你或妳抗癌故事之中，都會讓人獲得滿滿正向能量，感謝你們願意提供與分享。

方淑玲

楊月娥——主持人

疾病是包裝很醜的禮物，打開發現是顆寶石，待你拋光發亮，迎接獨一無二的未來。

楊月娥

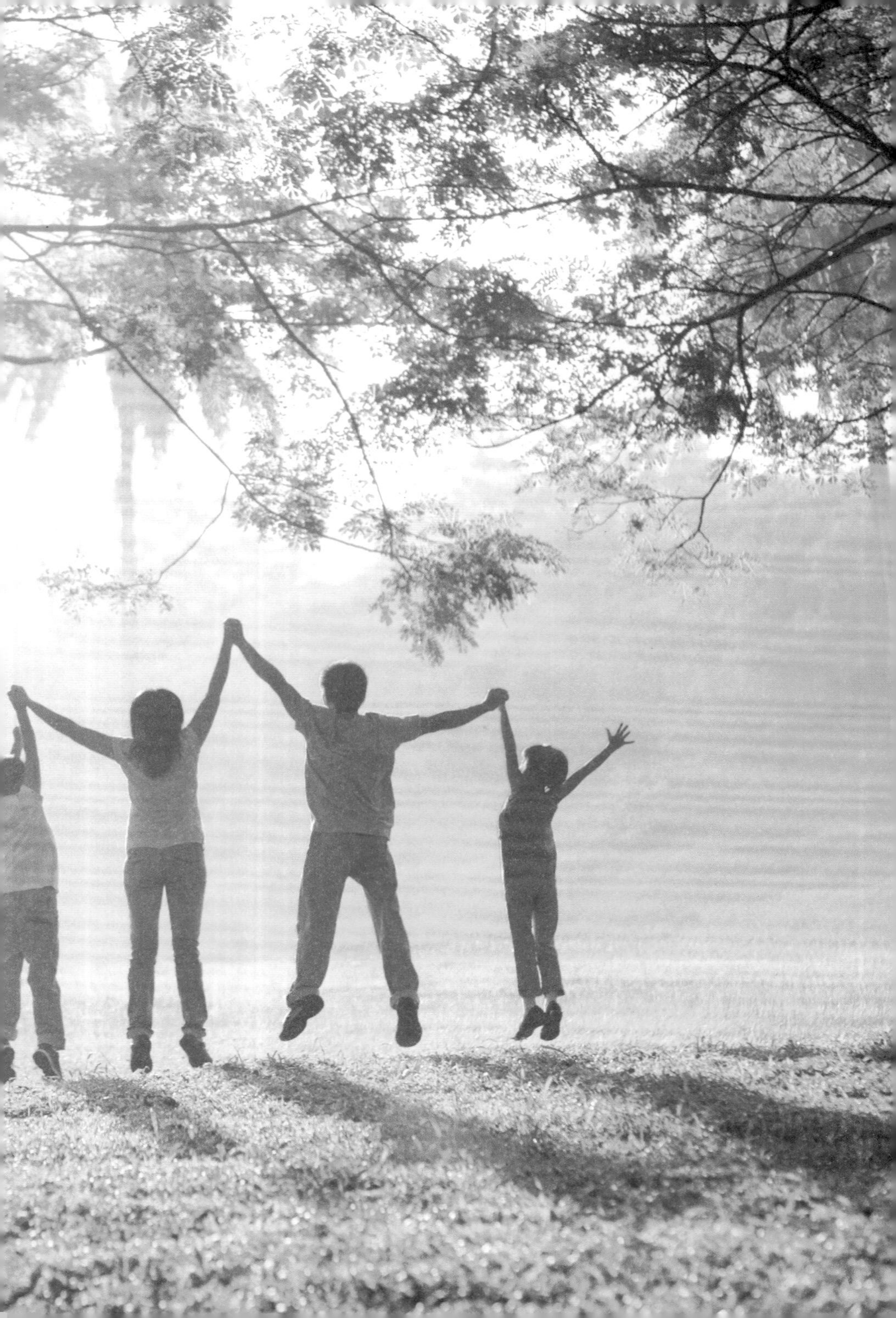

〔鬥士篇〕

歷經癌症衝擊，再創鋒芒，十位抗癌鬥士的生命故事

經歷癌症的衝擊，走過人生的低谷，終能揮別抗癌過程的身心煎熬，再展新生，擁抱「心」的生活，活出精采的人生。

01

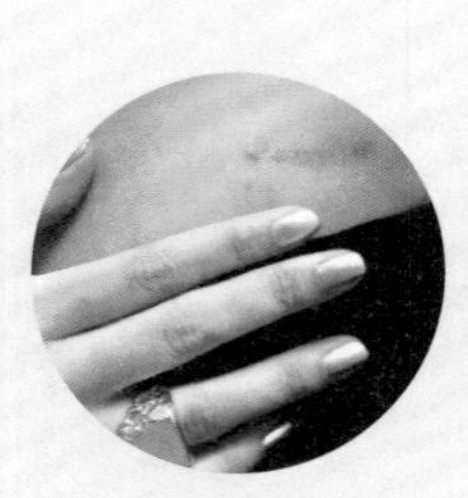

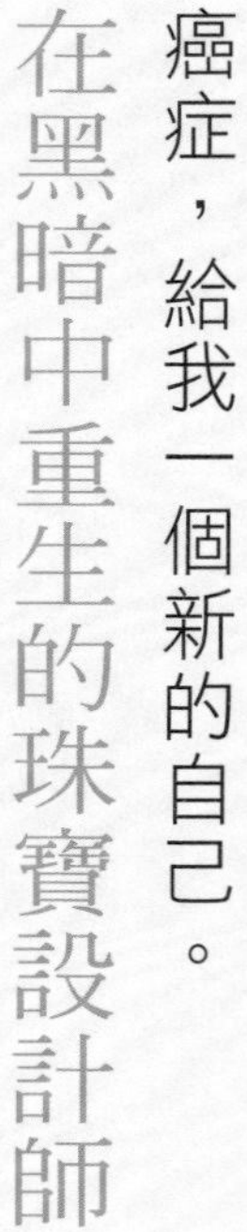

癌症，給我一個新的自己。

在黑暗中重生的珠寶設計師

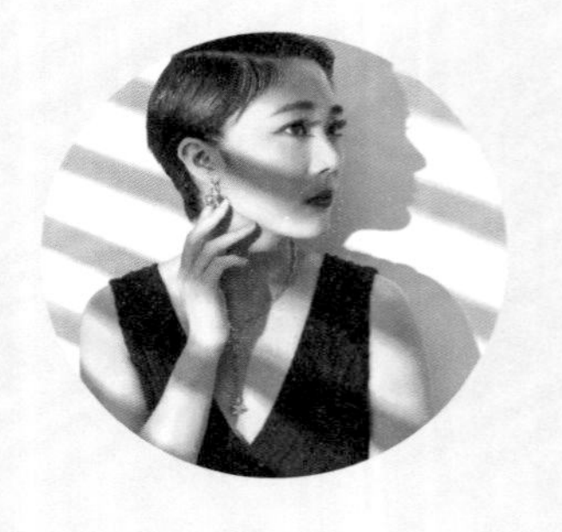

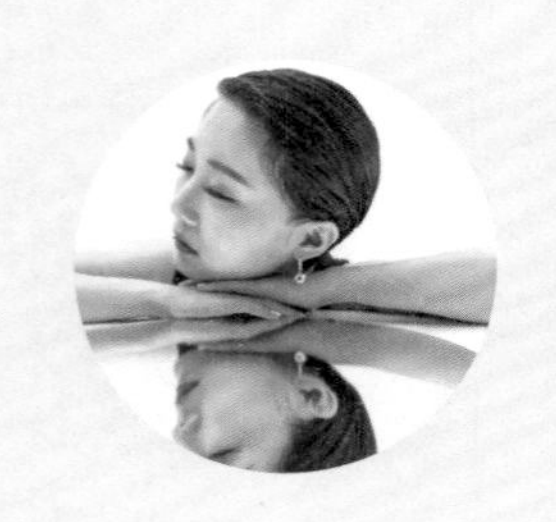

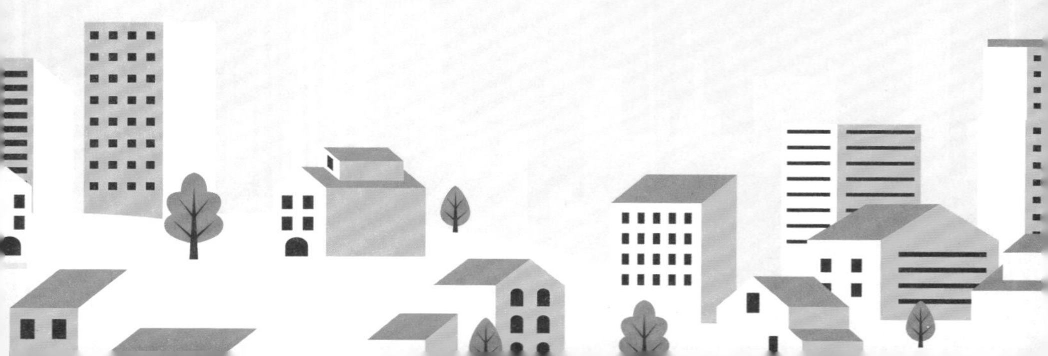

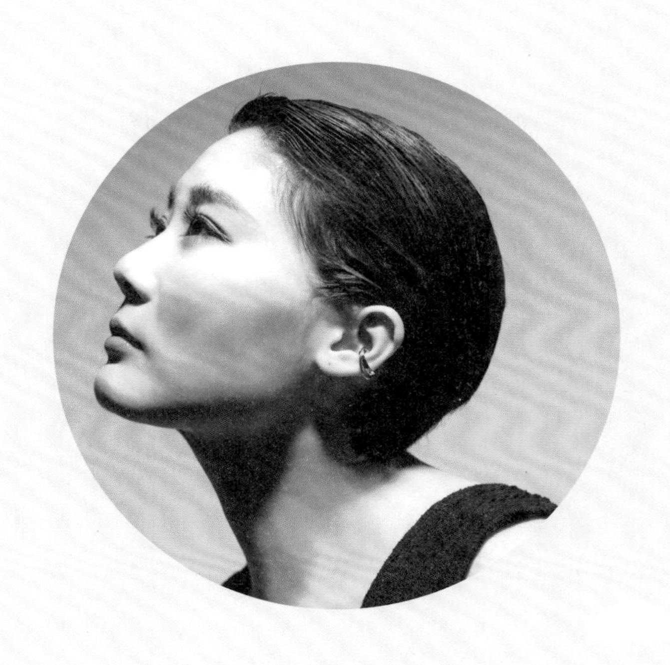

李貞幸

乳癌

診斷時間：2021年9月

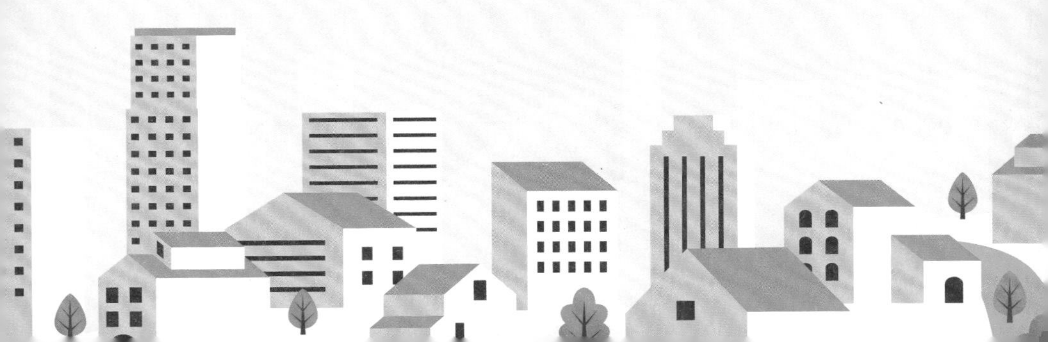

二十六歲那年，我被診斷出乳癌第二期，一夕之間必須放棄夢想以及生活。孤身一人遠赴英國學習珠寶設計，因工作、感情、思鄉等種種壓力，一名叫做「憂鬱」的黑狗住進了我的心中。在重新振作準備開始新的生活時，一份切片報告打亂了我的人生。

獨自在異鄉治病，在倫敦掙扎三個月

「妳確診乳癌第二期。」腦袋一片空白，只能盯著眼前的報告說不出話，眼淚不停流下來。

「我才二十六歲，怎麼可能就這樣罹癌？」試著捏了捏自己的手，想要用痛覺告訴自己是在作夢……。

此時最痛苦的不是罹癌這件事，而是想到得放下自己努力追逐的夢想。自確診後，我不敢將這件事告訴家人及身邊的同事、朋友。我努力維持一如往常的生活，假裝沒事地在醫院和公司間奔波忙碌，一個人在倫敦苦苦掙扎了三個月。

「為什麼妳的第一個想法不是回家，如果是我，我會決定馬上回家。」

「我不想因為生病而放棄自己的夢想。」

只是經常一人在公司與醫院來回奔波，有一天終於承受不住單獨面對癌症治療的壓力，獨自在宿舍裡嚎啕大哭。突然間，不想再孤單一人面對疾病，於是打了通電話告訴媽媽和弟弟，原以為媽媽會

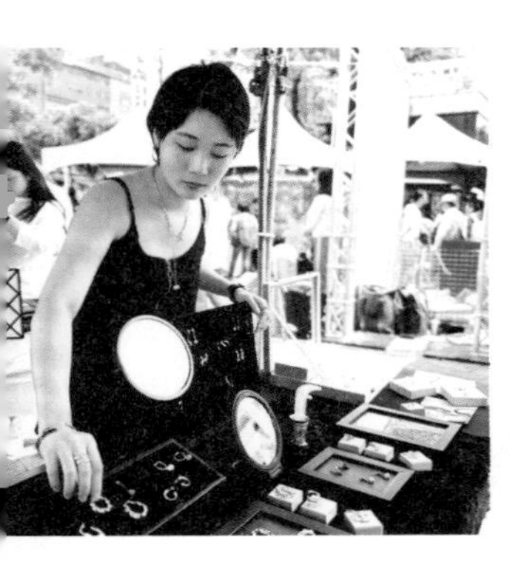
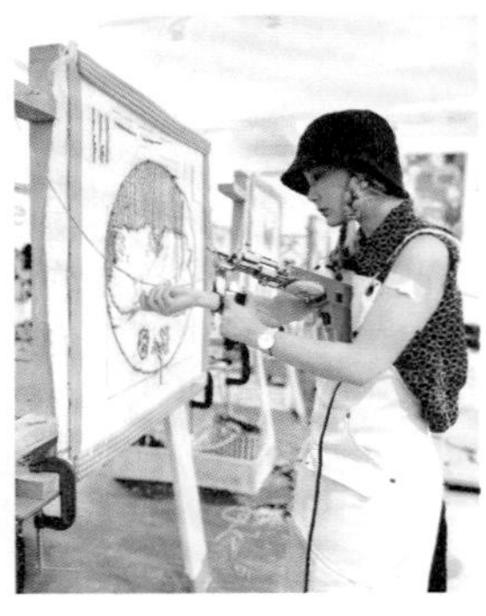

1 2

1、治療期間創作了一些飾品，並創立Reso Jewelry品牌。圖為市集擺攤的照片。

2、天竺鼠在我化療時去世，於是把牠們織上我所設計的地毯。

承受不住，但她比我還要來得堅強。

「回來吧！這裡有媽媽可以陪妳！」面對疾病的壓力、家人的擔憂與語言隔閡下，我做了人生最困難的決定——放下。在生病以前，我有很多夢想，我不斷要求自己、給自己壓力，現在我決定離開倫敦回台灣治療，相信這會是一個轉機，而我也需要重新開始。

最痛苦副作用，來自心理的自卑與自責

我曾經想過，有什麼事情是這輩子最無法接受的，答案是——變醜。

在化療期間，最痛苦的副作用從來都不是身體上扎針的痛，而是心理的自卑與自責。在生病之前，我對自己的外表很有自信，然而藥物的副作用，讓我的臉長滿痘痘、黑色素沉澱、月亮臉、水腫、掉髮……，甚至胖了八公斤，瓦解了原本對自己的期許和面對別人的信心，那段時間，我總是躲在廁所裡對著鏡子哭泣，開始對人群和社交感到焦慮。

我沒辦法聽到別人說我變胖了、沒辦法接受別人多看我兩眼，走在路上怕假髮掉了、怕看到愛的人難過、怕接受現在的自己。

「可是妳看起來很正常啊！」是啊，我看起來就像正常人，努力裝成正常人的樣子，讓大家看到快樂的我，但沒有人知道遠在英國時，是如何

獨自承受生理和心理上的痛。

那時我陷入了迷失和憂鬱泥淖中，經常問自己：「為什麼是我？為什麼這麼年輕的我要承受這種痛苦？為什麼我那麼努力生活還要這麼辛苦？」一個個問題，卻沒有人可以回答。

而回到台灣有了家人朋友的陪伴，他們總在我沒辦法接受自己時，總是告訴我：「妳變得更美了！」讓我體悟到是內心的美，這種美是無可取代的。

戴著疤痕，從黑暗中重生

生病以前，我是一位完美主義者，而癌症的歷程最難的就是接受自己的不完美。不只是外表上的變化，還會常常因自卑而否定自己，想重新找回自我不是一件容易的事。所以我開始學習轉移注意力，忘記自己是一個病人，回歸珠寶設計師的身分，創立了飾品品牌，希望透過作品給人共鳴與力量。

這個品牌成為我罹癌期間的精神寄託，像是黑暗中的一束光，讓我有了努力活下去的動力。當我戴上親自設計、製作的飾品那一刻，就像是戴上了信念與勇氣，用最美麗的姿態和滿格的自信心，迎接每一個新挑戰。

以「Pluto冥王星」作為系列創作的主題，代表「黑暗與重生」，如同宇宙中的冥王星即使被九大行星除名，仍周而復始圍著太陽運轉，就像我被命運拋棄，一夕之間失去一切，但我仍繼續繞著所愛運行，並從黑暗中重生。

有人說，長大是一瞬間的事情，而罹患癌症就是我長大的那一瞬間。

「看到妳的勇敢，讓我不再害怕面對未來，不管之後遇到什麼事，我相信我也能度過。」

沒想到自己也可以為他人帶來勇氣，透過珠寶設計的專長，決定用首飾來說故事，不僅是我自己的故事，也幫其他人講他們的故事，期待給予他們自信、美麗與力量。

現在療程已經到了尾聲，但我知道這個旅程不會因為最後一次化療而結束，我必須帶著身上的疤、心理的疤繼續往前走。

「癌症，給了我一個新的自己。」我是一位珠寶設計師、是一位癌症病人，也是一個能帶別人勇氣的人。

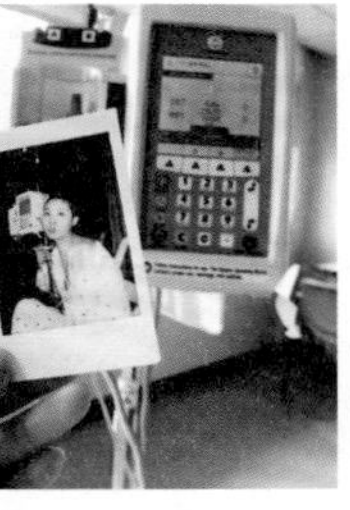

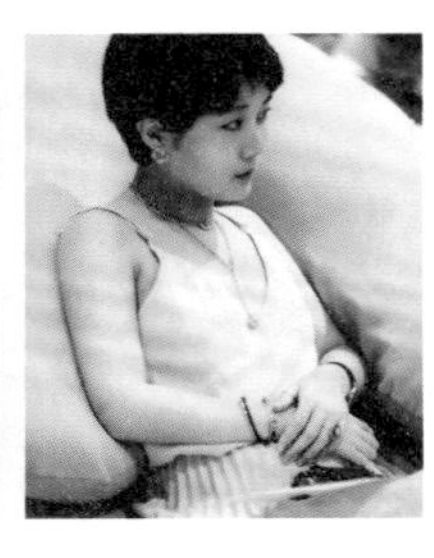

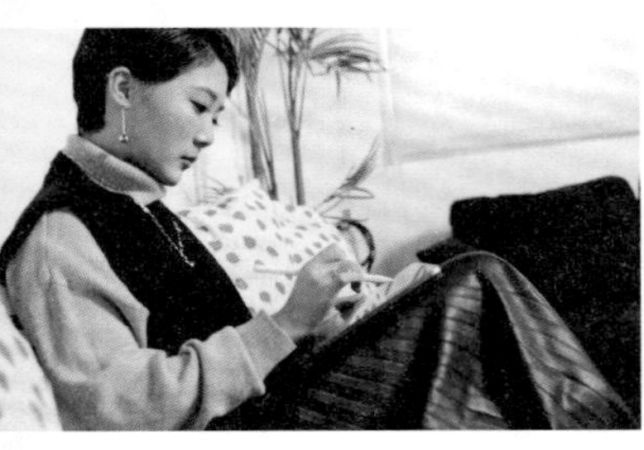

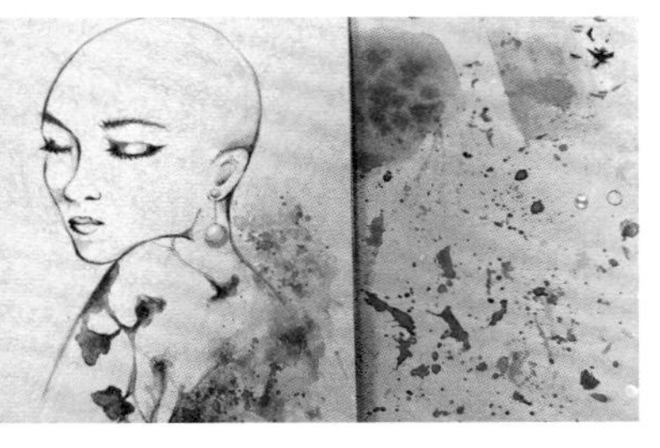

1 2
3
4

1、這是最後一次化療拍的拍立得，希望往後永遠健康！
2、受邀參加歌手學妹侑彤的新歌發表會。
3、我創作「Pluto 冥王星系列」銀飾時的側拍。
4、我的自畫像──傷疤化為花朵渲染在身上，代表希望與勇氣。

02

歷劫重生，找出生命的意義

活在當下，珍惜所有。

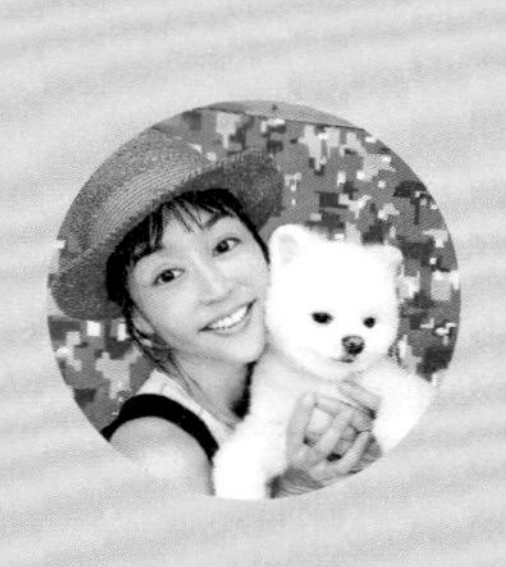

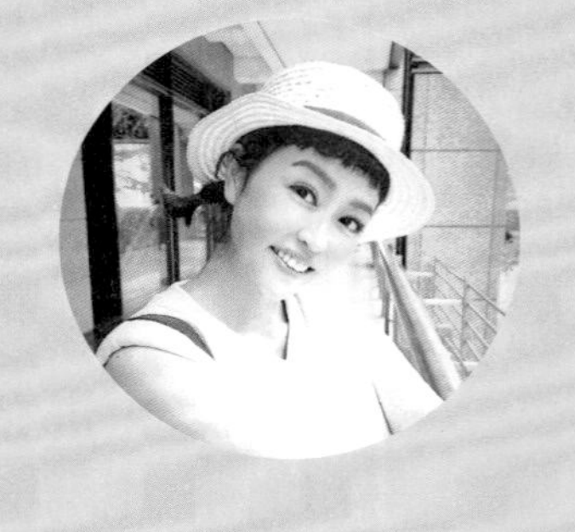

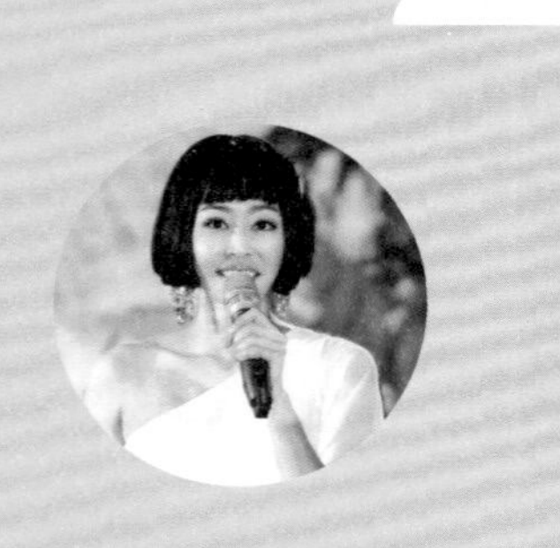

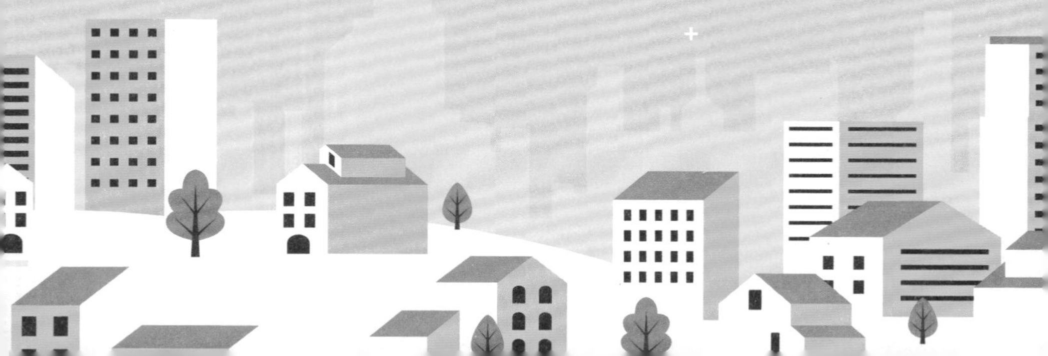

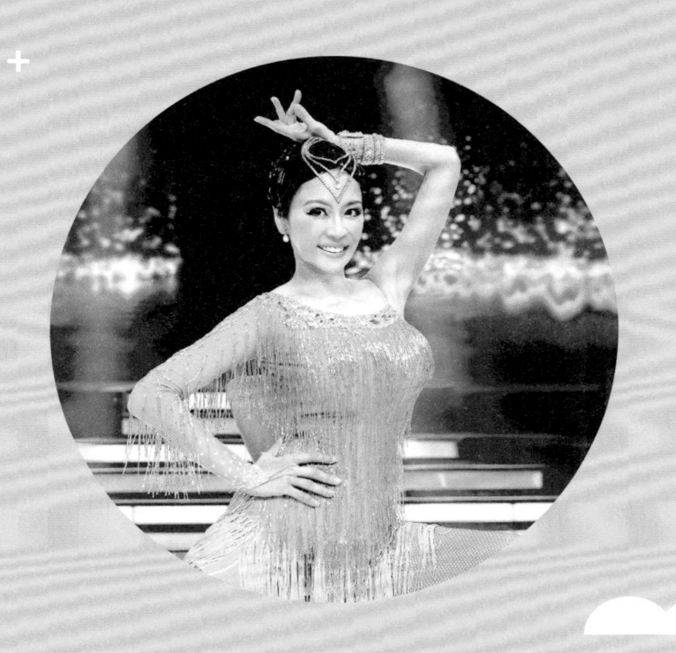

謝玲玲

胃癌

診斷時間：2019年4月

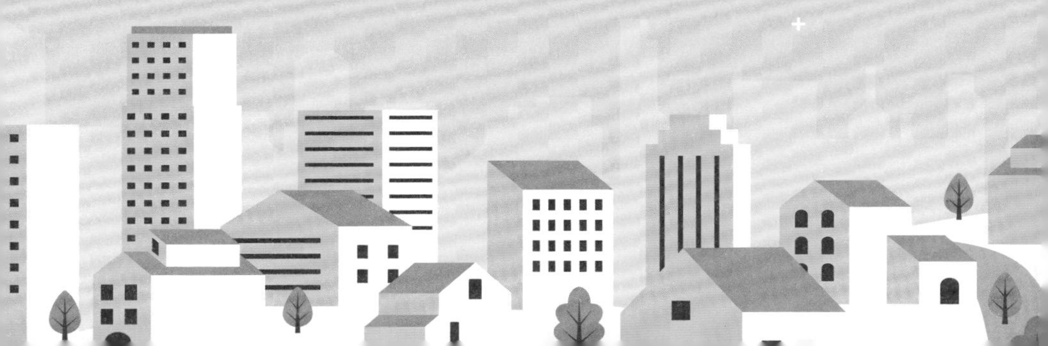

罹癌之後，我才知道以前是多麼糟蹋自己的身體。

「在妳的胃裡面發現潰瘍，需要做切片檢查。」記得剛從胃鏡檢查的麻醉中醒來，醫師將我叫進診間，「可能是惡性腫瘤。」

確診胃癌，按下人生暫停鍵

當下我的腦子一片空白，心想：「這是在拍戲嗎？我居然會得癌症？難道我要死了嗎？」

進入演藝圈二十三年，在外人面前，我是漂亮的女明星，平時應酬、好友聚會、工作壓力，讓作息混亂、重度菸癮，甚至需要保持身材，才不會在電視螢幕上看起來太胖，所以用了很多不健康的方式維持身材，早早地透支了身體的健康。

多年前腸胃因幽門桿菌感染，卻因為工作忙碌，忽略了除菌療程。後來參加舞蹈錄影，在練習時不小心傷了肩膀，服用止痛藥之後，肚子反而痛了起來，醫師建議做胃鏡檢查，竟然發現了胃癌。

這個消息可以說是按下了人生暫停鍵，讓原本健康、忙碌、追求名利的我，開始重新檢視自己。

罹癌，是我自找的？

「房貸怎麼辦？生活費怎麼辦？」我不敢把這件事告訴別人，深怕被得知自己罹癌，會影響到螢幕上健康陽光的形象，到時候就沒有通告找我。當時，我的腦海裡都是若沒有經濟來源，以後的生活該怎麼辦？

所以，我照常進行演藝工作，在舞台上唱歌、跳舞，然而當我看到台下的臉龐都洋溢著笑容，個個活潑健康，讓我心中充滿疑惑：「為什麼得癌症的人是我？」

為了解決我的疑惑，我上網查詢胃癌的五大成因，才發現會得癌症都是我自找的！

第一次為了癌症治療流眼淚，是即將被推進手術室的那一刻，自從開刀之後，我的身體狀況就永遠回不去了……。我捨不得跟我的胃告別，既難過又後悔。

如果早點照胃鏡，好好調整生活習慣，就不會得胃癌；如果在潰瘍還沒癌變時，好好配合治療，就不會得胃癌……，好多的如果，好多的後悔……。

癌症復發，被迫倒數三個月生命

因為我是公眾人物，怕被媒體發現而躲躲藏藏，但紙包不住火，媒體終究還是將我罹癌的事情報導出去，讓很多朋友們聽聞後紛紛來慰問，大家的祝福帶給我力量。

原本打算帶著大家的祝福對抗癌症，就可以把這一切當作惡夢，醒來之後就可以恢復正常，回到忙碌的演藝生活。然而，我居然碰到每個癌友最害怕的——癌症復發跟轉移！

當例行追蹤時發現，我的左側卵巢異常腫大，為了保命開刀移除子宮跟卵巢，化驗後，確定是從胃癌轉移到卵巢的庫肯伯格瘤。這代表胃癌進入第四期，而且目前庫肯伯格瘤的治療方法，全世界沒有統一，只知道患者生命短暫，離死亡不遠了。

當我從手術醒來，得知這惡秏，被迫開始到數三個月的生命。

回想過去，認真思考未來，我只想要開心，再也不想戴著面具討好別人，把焦點拉回自己，度過剩下的每一天。

於是我紀錄生活，面對觀眾時，也不再為了形象說謊、假裝身世很好，還把隱藏許久的家暴秘密，通通一股腦兒吐露出來，頓時覺得好輕鬆，我終於接受了自己，重新開始。

人生下半場，為自己努力一次

罹患癌症前，我一直為名利奔走，每天醒來常常問自己：「活著要幹嘛？」

罹患癌症之後，我翻轉生命，每天提醒自己要活得開心快樂，在幫助別人的同時也愛護自己。朋友們也都覺得我變得開朗、快樂、光明，不再黑暗、憂鬱、傷心，紛紛為我開心。

最近有朋友問我：「已經抗癌四年多，現在已經習慣了吧？」

我的回答是：「沒有。」我常跟癌友們說，有病一定要治療，不要逃避現實，選擇可以全然信任的醫師，在治療期間將自己的身體全然交託給他，有好的醫病關係很重要。

當初不敢面對癌症，想要放棄治療，是醫師告訴我現在胃癌治療有進步；當初不想開刀，怕留下疤痕，是醫師告訴我有微創手術；當初不願化療，因為怕副作用，是醫師告訴我人生下半場，要為自

1	1、罹癌前的演藝工作忙碌。
2 3	2、因為有信仰與愛，獨自一人抗癌的我並不孤單！
	3、確診之後，我照常進行演藝工作，看著台下的人都很活潑、健康，心中充滿疑惑，為什麼得癌症的人是我？
4 5	4、活在當下，珍惜所有是我的座右銘。
	5、癌症成為我的「逆境菩薩」。
6 7	6、經過癌症治療重新開始生活。
	7、願意憑己盡力幫助同樣罹癌的病友。

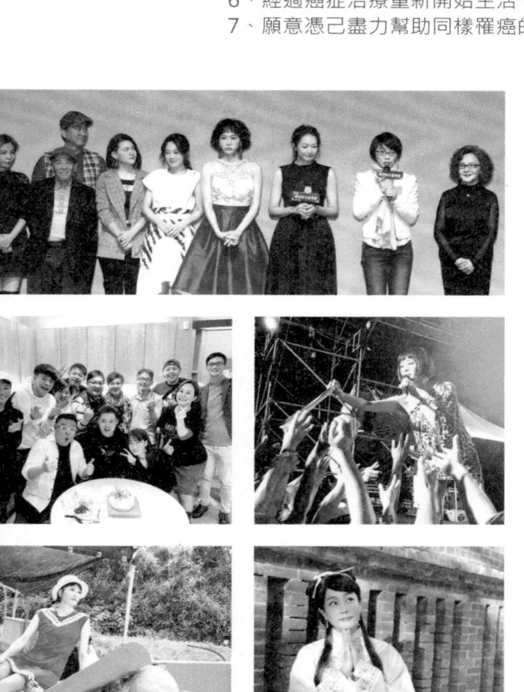

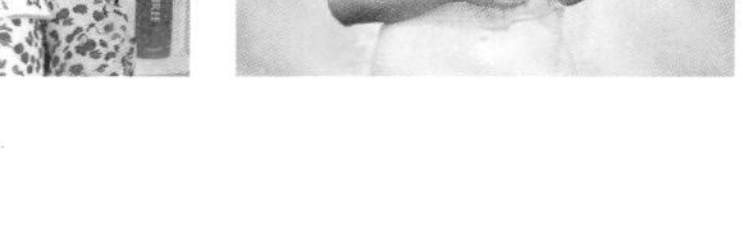

己努力一次。

沒想到我的世界漸漸翻轉，身體越來越健康，生命有了屬於我的新意義！

經過癌症治療體力大不如前，暫時無法承接演藝人員的工作量；在休養抗癌時反思，不願自己白白受苦，期盼將來恢復健康，回到演藝工作，也會繼續為癌友們貢獻力量。

我分享曾做對的事情，讓大家學習；我分享曾做錯的事情，讓大家警惕，幫助癌友們有希望、有方向、有勇氣、有力量，知道我們並不孤單！

03

在黑暗中帶入光與熱的陪伴者

上天願存留我在世上，必有祂對我的使命。

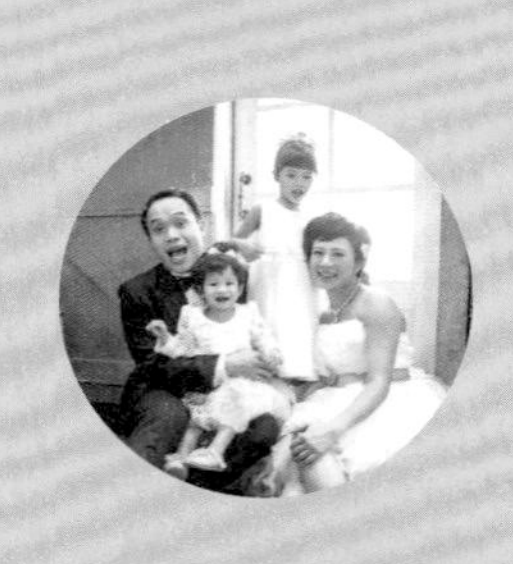

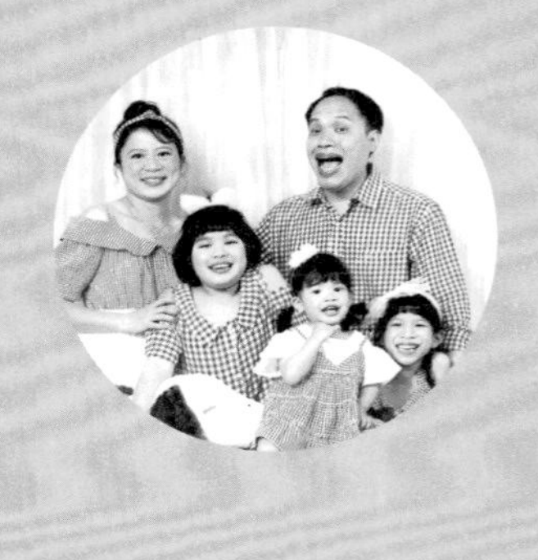

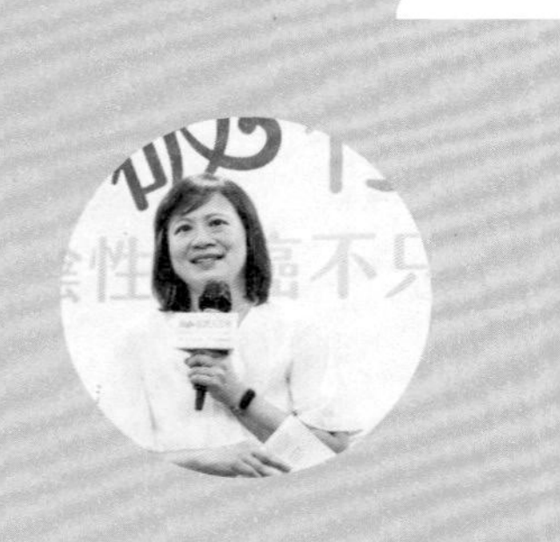

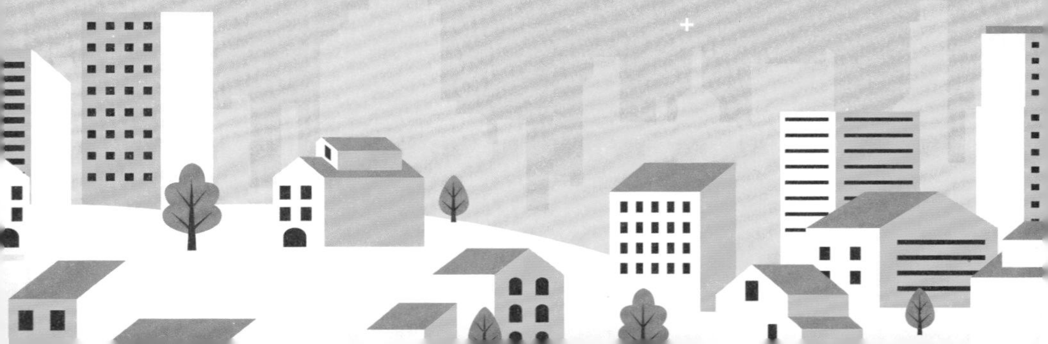

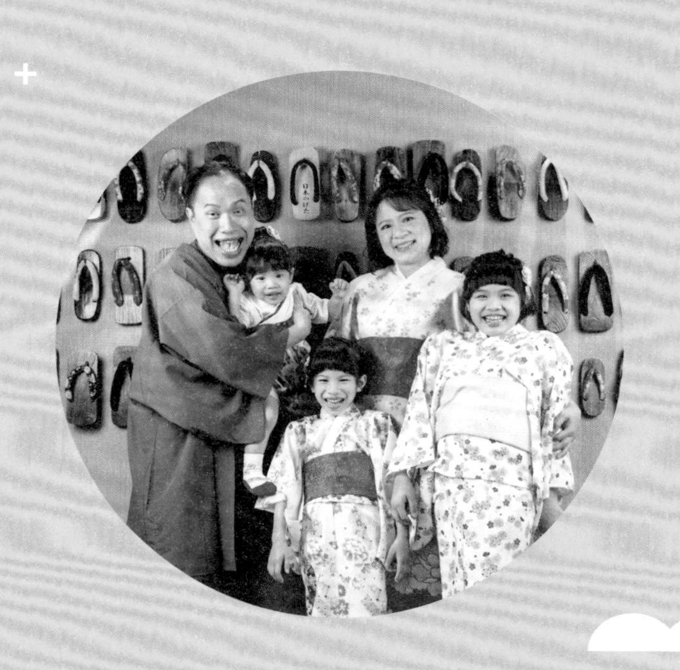

康峰菁

三陰性乳癌

診斷時間：2015年8月

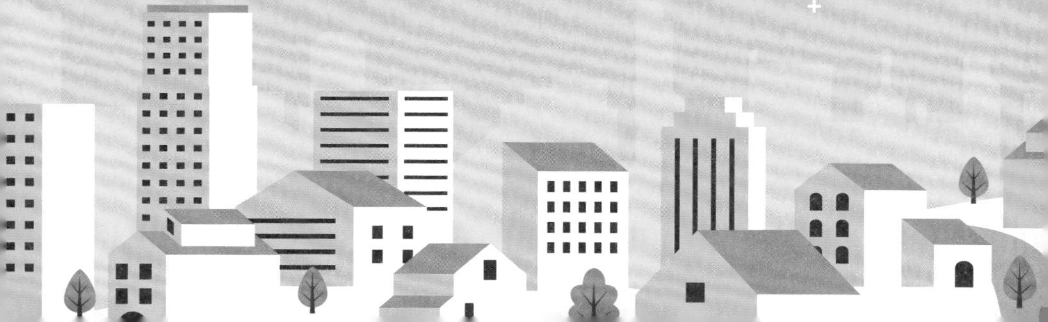

剛生完二女兒的我，因為乳腺炎的關係，意外得知罹癌，那一年我才三十七歲，自此不斷地和三陰性乳癌抗爭，我的人生藍圖就此大大改寫。

兩次確診三陰性乳癌三期

得知罹癌的那一年，大寶才剛滿三歲、二寶才四個月，我沒有也不能花太多時間沉浸在悲傷的情緒，當時唯一的想法便是把孩子安頓好，才能安心治療。

由於淋巴感染太多，直奔三期末，還是乳癌中最難纏的三陰性乳癌！因為年紀輕、期數高，再加上腫瘤惡性度高，所以醫師採取的化療方式，是把小紅莓、歐洲紫杉醇與癌德星等化療藥物一起打。

隔年四月，我完成所有的治療。身體的元氣也漸漸恢復了，冒出了新髮絲，似乎宣示著我即將回歸正常生活，這一切都是如此美好！

不過，好景不常，在一次例行性檢查中，發現對側復發，更令人匪夷所思的是，乳癌型態、期數以及淋巴感染顆數，和前次一模一樣，仍是三陰性乳癌三期末。

這一次復發讓我完全無法接受，一直反問自己：「我難道不夠努力嗎？之前的治療是不是白做了？我是不是快死了？孩子怎麼辦？」越想越難過、越想越悲觀，我覺得世界遺棄了我。

當時的我就像是一團爛泥，先生只能拚命拉著我這團爛泥往前衝……。

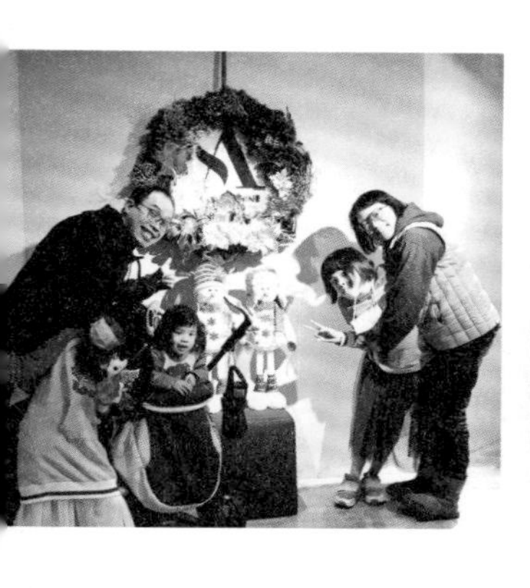

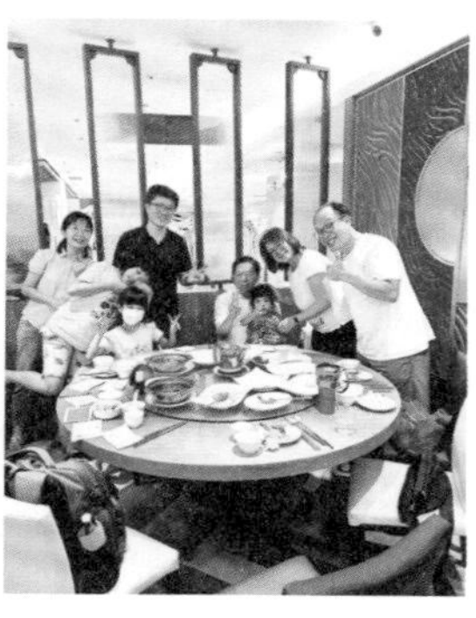

1　2

1、2021 年，歡慶聖誕節。
2、2023 年，慶祝父親節。

自然懷孕！成為最幸福的三寶媽

「是懷孕了嗎？還是轉移到子宮或卵巢？」一天突發奇想驗了孕，出現明顯兩條紅線。經歷前兩次的癌症，我不敢相信，到醫院做超音波檢查，聽到胎兒強而有力的心跳聲，確定是「自然懷孕」時，我和先生瞬間流下了感動的眼淚。

「我懷孕了！」我大聲地宣佈，親友們哭哭笑笑地恭喜我。

「懷孕會不會影響癌症復發？孩子會不會因為過去的化療而有影響？」我帶著疑問諮詢婦產科醫師，因為我是三陰性乳癌，與荷爾蒙接受體無關，而且已經過了復發高風險期，基本上「未來會不會復發與懷孕沒有相關」，也不會對胎兒有影響。

隔年，我成了幸福的三寶媽，同時五年的重大傷病卡也到期了，主治醫師對我說：「三陰性乳癌和其他型態的乳癌不同，只要過了五年，復發的機會極低，妳就好好開心過日子就好！」

我超級享受和小寶寶相處的每個時刻，望著她熟睡的臉龐，覺得我是全世界最幸福的媽媽！

打一輩子的化療？為家人再拚一次

世事難料。就在去年，癌細胞再度轉移復發，這次癌細胞跑到肋骨下方，是極為罕見的內乳淋巴，我成為癌症四期的患者。

這次要先進行積極的化學治療，讓腫瘤縮小後再動手術，而手術的方式則必須先鋸斷幾根肋骨，進入深處把癌細胞挖除乾淨，這一切聽起來都讓我極為害怕。同時，另一位血液腫瘤科醫師認為這個手術風險太大，建議我直接打「一輩子的化療」，打累了就改口服，若產生抗藥性再換藥。

到底要積極治療，還是要緩和治療？再一次面臨生命的重大抉擇，內心掙扎了許久，想起三個寶貝女兒牙牙學語的模樣、上下學接送，全家人聚在一起的畫面，我決定再勇敢一次。

雖然內心還是會對未知的未來感到害怕，但在家人朋友的祝福中，我就像即將上戰場的勇士，決定勇往前進。這一次，幸運女神依然眷顧著我，經過放療與十八次密集化療之後，腫瘤完全消失了！

光有熱情還不夠，學習專業的陪伴課程

在我對於癌症復發感到絕望，準備化療的那一天，我遇見了同罹患乳癌的病友，我們整晚聊著面對治療的心情，那一晚沒有同情、沒有建議，只有同理，她陪我從復發情緒的泥淖中走出來。我告訴自己，要成為「一位在黑暗中帶入光與熱的人」，是她改變了我面對疾病的態度，也是她讓我朝著助人者的角色努力。

我也發現光有熱情的陪伴是不夠的，我需要更專業的陪伴訓練與知識，而且絕對不能單打獨鬥，一定要有專業團隊的支持，才能讓自己站得更穩、進而去扶持別人。

我開始學習專業的陪伴課程，像是史懷哲基金會「靈性關懷師初階與進階的培訓課程」，以及焦點解決教牧輔導的課程，這一切都讓我在徬徨無助時有個方向，更使我知道在陪伴病友的這段路，我已不再只是一個人了。

罹癌，讓我認知到生命的確很有限，這幾年我陪伴過也告別過癌友，接下來我還是會繼續用生命影響生命，幫助他們有機會擁有更美好的第二人生。

1

2

3 4

1、2014 年，小小全家福照。
2、2022 年，再次復發掉髮前拍全家福。
3、2016 年，第一次復發前拍全家福，這可是好不容易長出來的頭髮呀！
4、2023 年，以病友身分出席三陰性乳癌新藥發表會。

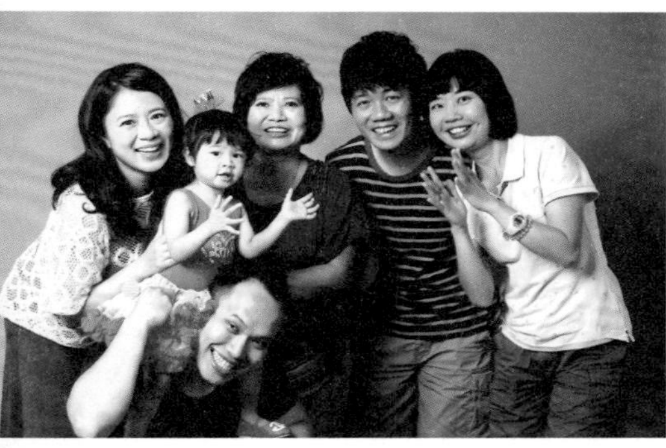

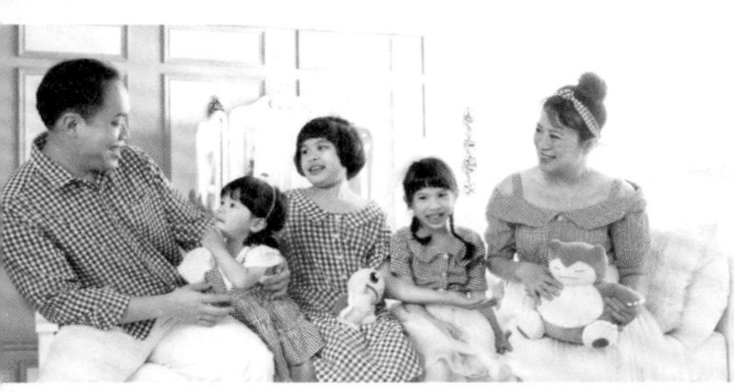

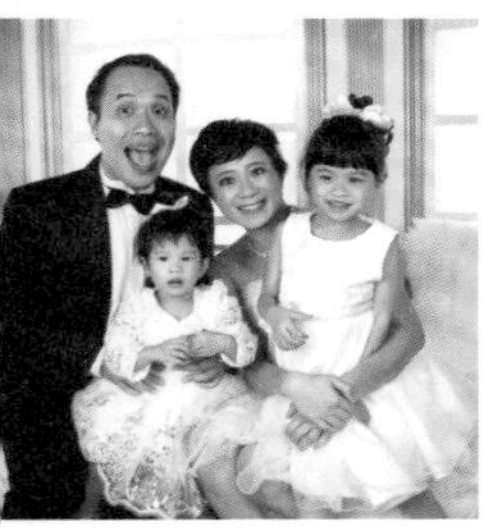

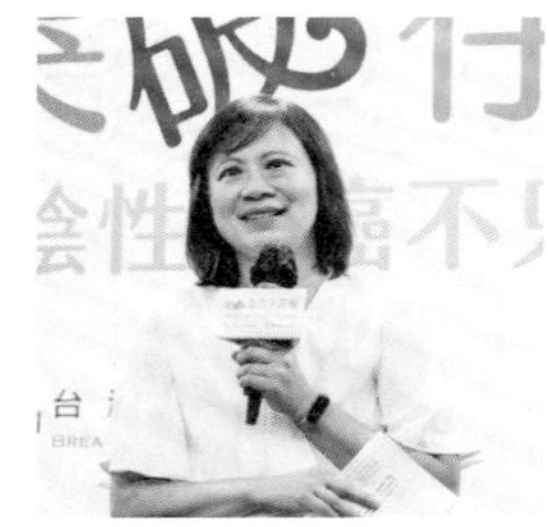

04

積極面對，找到生命的出路

積極面對疾病，不輕言放棄，生命總會找到出路。

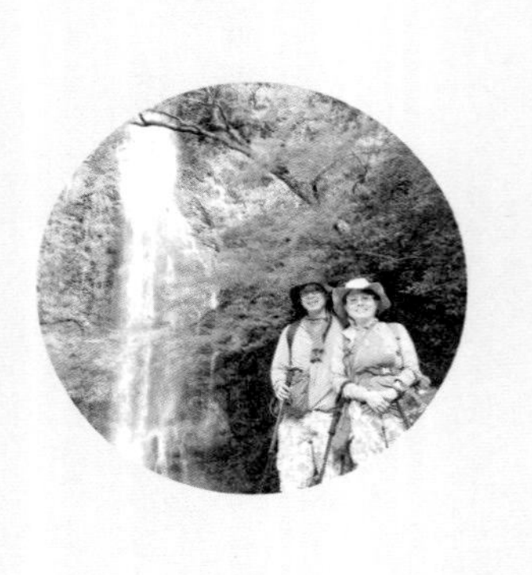

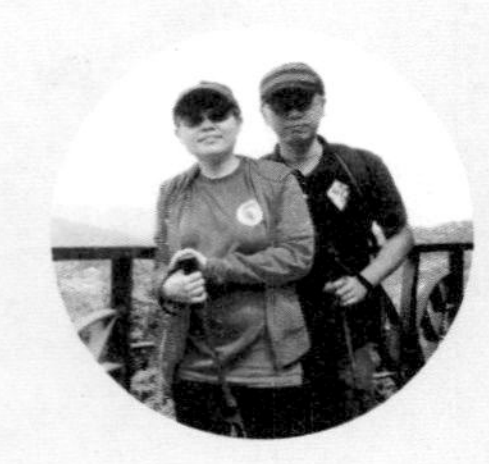

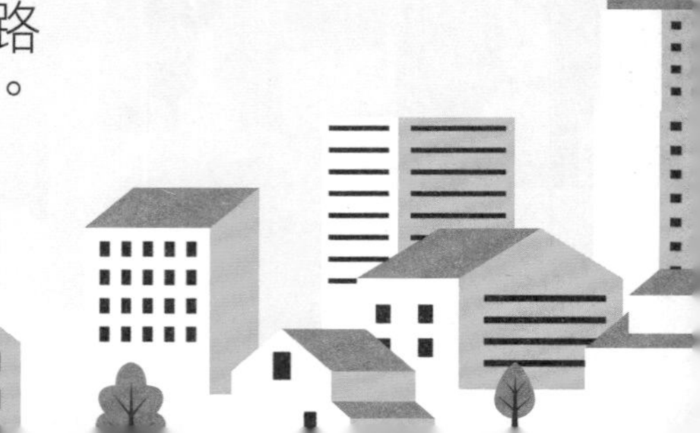

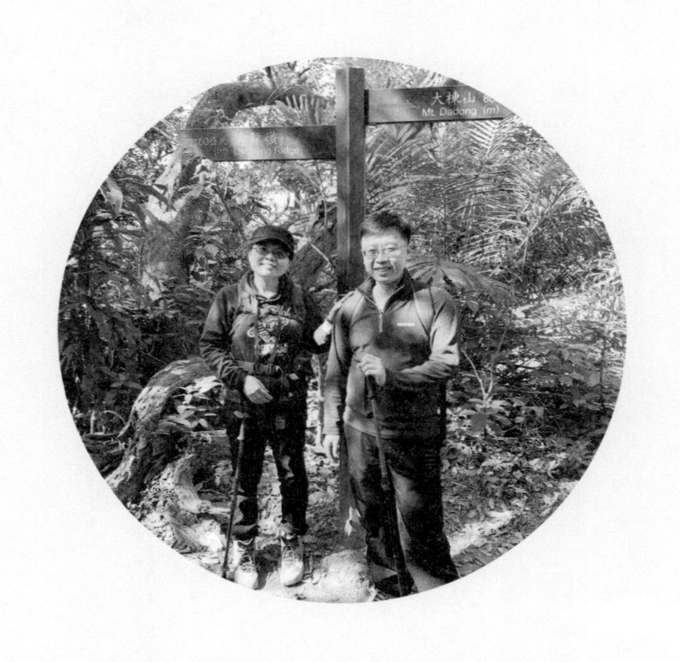

周育玲

淋巴癌

診斷時間：2018年11月

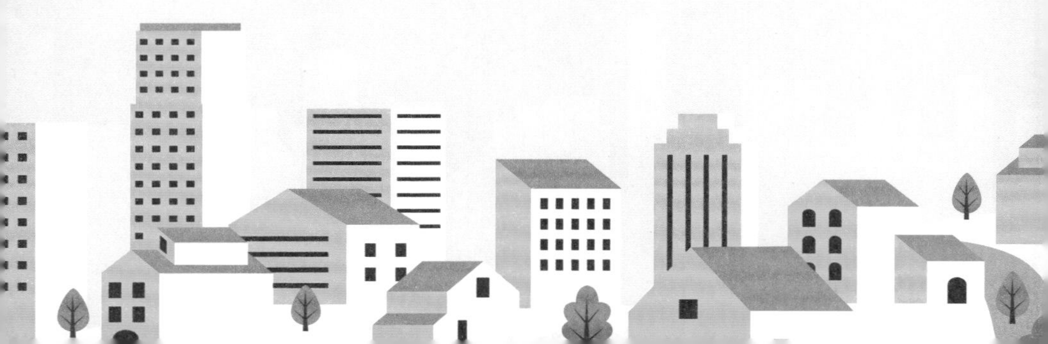

現在回想起來，原來病魔早已悄然降臨。

二〇一八年，新婚半年，晚婚的我為求一子，常跑生殖醫學中心，心想持續努力總會有回報。然而，病魔的現形令人錯愕，持續感冒一個多月、夜間冒冷汗，還容易氣喘吁吁，後期大口呼吸伴隨疼痛。我輾轉耳鼻喉科、免疫風濕科，後來在婦科照了X光，最終在胸腔內科確診罹癌。

爲了治療，放棄求子

X光看到左肺積水及疑似腫瘤，必須住院檢查，看到結果心裡感到不安，我不知道身體到底發生了什麼事，也不知道我的抗癌人生已悄然展開。

隔天我自行北上至北醫就診，經過漫長的抽肺積水、細菌培養、切片等住院檢查及治療，由胸腔內科轉為血液腫瘤科接手，當醫師宣告我是淋巴癌四期後，先生抱著我痛哭。

「難道我做錯了什麼嗎？為什麼是我？四期是不是代表沒救了？我還年輕，可以治療嗎？」沒想到有一天會是我問這些問題，心中充滿疑惑、不安及惶恐。

而我那時正在求子階段，若是要進行化療就會影響到生殖系統，也許再也無法受孕，但若要凍卵，就需要請專業團隊評估，而我沒有時間了……。

「治療不能再拖了。」和先生經過一番討論後，我們必須放棄求子，接受不會有小孩的事實。其實，

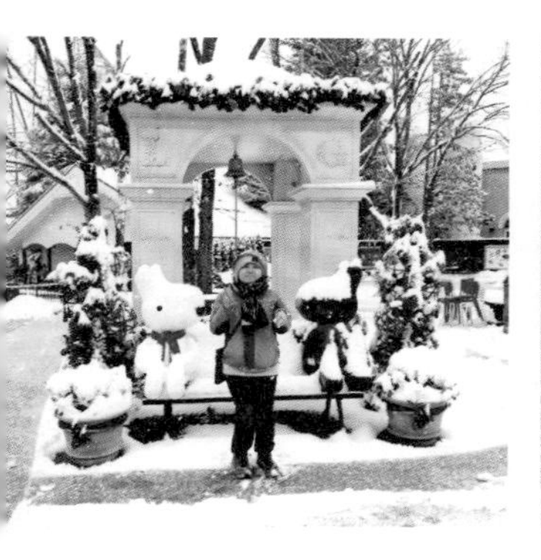
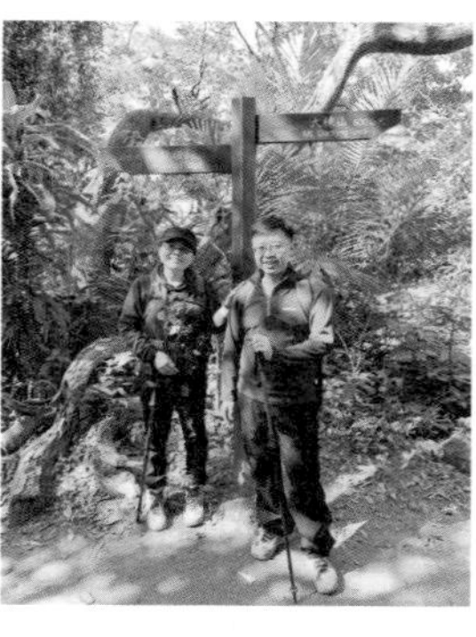

1 2

1、治療後第一次去東京巧遇下雪。
2、治療後繼續和老公一起爬爬小山。

我心中尚存一絲僥倖，也許治療後，我還是有機會生小孩。

化療副作用，小白針痛到爬不起床

「醫生怎麼說，我就怎麼做。」我即將要面對的是為期大約半年的化療，天生不服輸的性格使然，相信自己一定會克服難關，所以在決定治療後，做足功課，包括整個療程會使用的藥物、這些藥物的副作用、如何緩解不適、需要注意的細節等，最重要的是補充蛋白質和落實滅菌避免感染！

化療後的第十天起，頭髮越來越稀疏，讓我的情緒十分低落，儘管早就知道落髮是化療的副作用，但我還是很失望：「難道我不能是例外嗎？」先生顧及我的心情，帶我去買了一頂由真髮做成的假髮，安慰我：「頭髮還會再長回來的！」

除了落髮之外，副作用也為我帶來各種不適，因為打小白針讓我痛到無法起床，但為了可以活下去，我一定要撐住！所以，我努力地吃，想辦法嚼碎食物吞下去，讓身體維持可以持續接受化療的條件。

接下來的療程非常順利，腫瘤也逐漸消失，四次化療回診後，我給自己一個獎勵：去日本散心！買好機票、做好功課，準備在完成化療後就出國，以此為目標，努力配合治療。

兩次復發，把握治療機會

治療完成後，原以為癌症已經離我遠去，沒想到病魔依舊沒有放過我的打算。

「育玲，妳的脖子怎麼腫腫的？」懷著滿心不安回診做例行追蹤的正子檢查，隔了一年多，癌症復發了。

「既然已經發生了，該面對的還是要面對。」我沒有想到還會再面臨癌症的威脅，雖然沒有第一次確診的驚恐和不知所措，也不想再經歷一次治療的辛苦，但我還是決定積極接受治療。

「這次治療是二線化療和自體幹細胞移植。」為了徹底殺死癌細胞，投入更重的藥物劑量，在數次的治療之後，腫瘤明顯縮小。因為高劑量化療及回輸幹細胞，使腸胃黏膜受損，導致胃潰瘍和胃酸逆流、白血球被消滅殆盡，使免疫功能喪失，導致高燒不退等副作用，讓我花上漫長的時間來重建免疫系統。

抗癌四年多，這是最辛苦的一次治療。

「我終於可以好好當一個正常人了吧！」當我回歸到健康人士的身分的一年後，癌症再次找上門。

又一次的例行追蹤的正子檢查，確診復發，復發時間一次比一次短。此時正值新冠疫情最嚴峻的時刻，儘管不適症狀陸續出現，內心焦躁不安，我還是耐心等候檢查報告。

當我已經想過可能還需要接受異體移植時，命運終於眷顧了我一次。我有機會參加 CAR-T 臨床試驗，我把握住這次的機會，終於在三個月後，癌細胞從我的身體裡消失了！這一次的治療帶給我的不適感比較輕微，最令人擔心的免疫風暴也沒有發生。

在初次罹癌時，我加入了與淋巴癌病友相關群組，從中得知了許多資訊、建議和鼓勵，因此為了回饋，我也將 CAR-T 臨床試驗的過程詳細紀錄下來，分享給相同處境的癌友們參考。

生命無常，罹癌前，我總是以工作為優先；罹癌後，我才發現時間的可貴。從初次罹癌到第二次復發，至今已經五年，不知道未來是否還會復發，但我相信積極面對、不輕言放棄，生命總會找到出路。

1
2 3
4 5

1、CAR-T 治療半年後，日本南九州之旅。
2、上山呼吸新鮮空氣，自體移植八個月，長出來的頭髮變得稀疏捲曲。
3、治療完成後，常攀登難度不高的郊山，鍛鍊肌力和體力。
4、參加淨灘活動，為環境維護盡一份心力。
5、第一次療程治療完成，和家人參加公司家庭日。

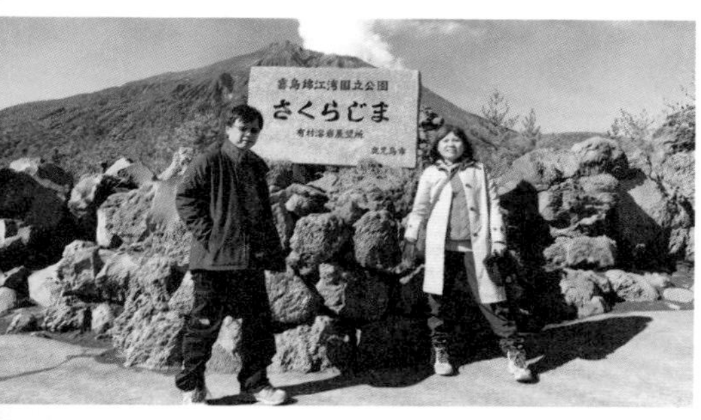

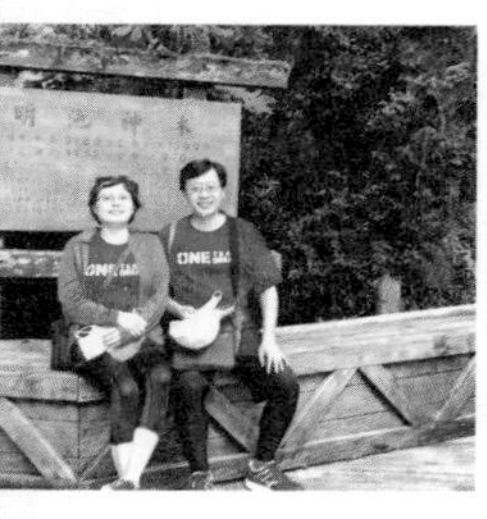

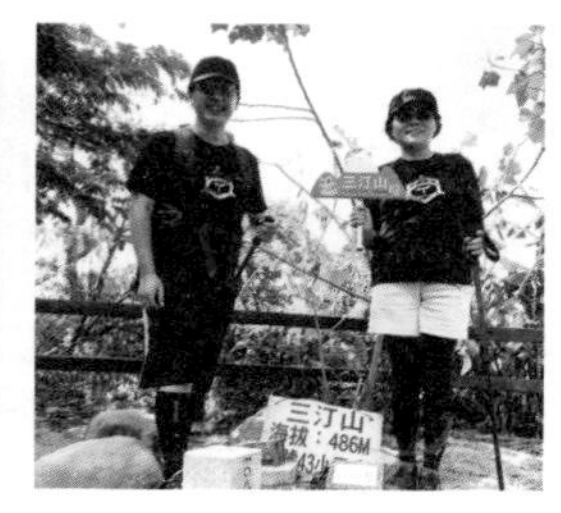

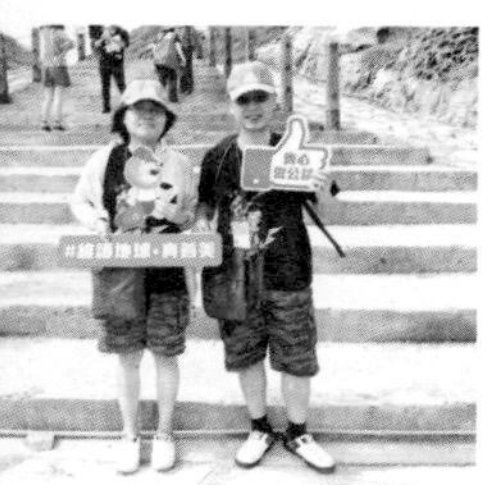

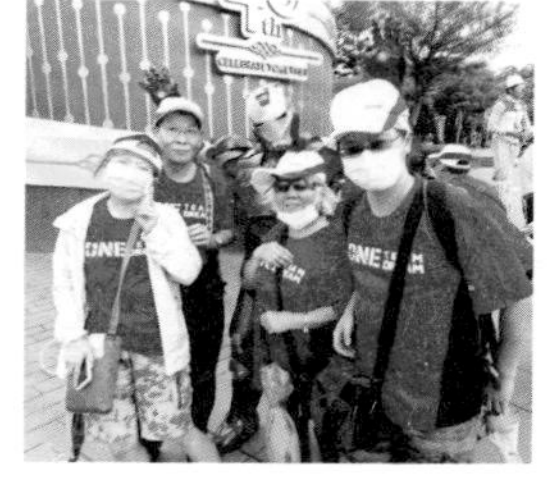

05

輪椅出走，找到生命的精采

生命中重要的不是長度，而是溫度。

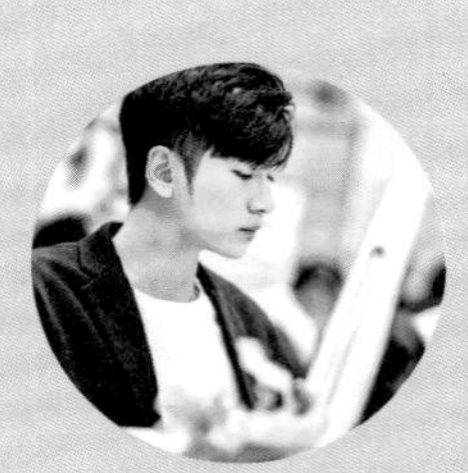

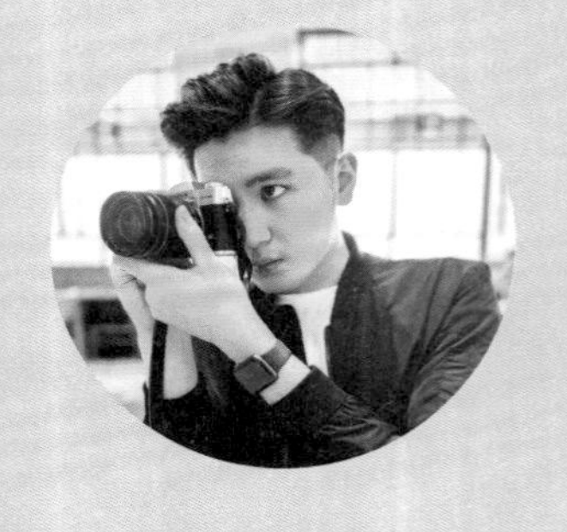

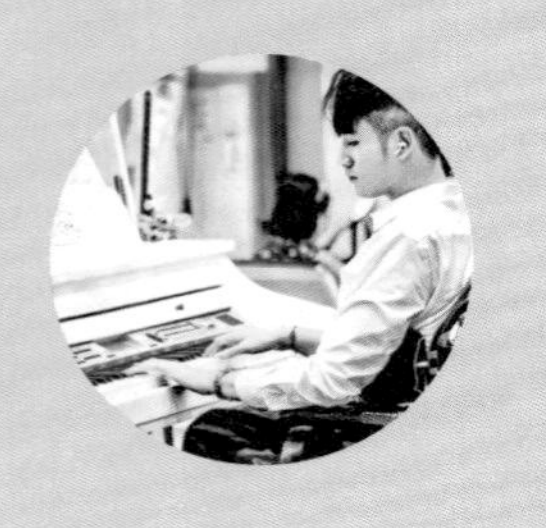

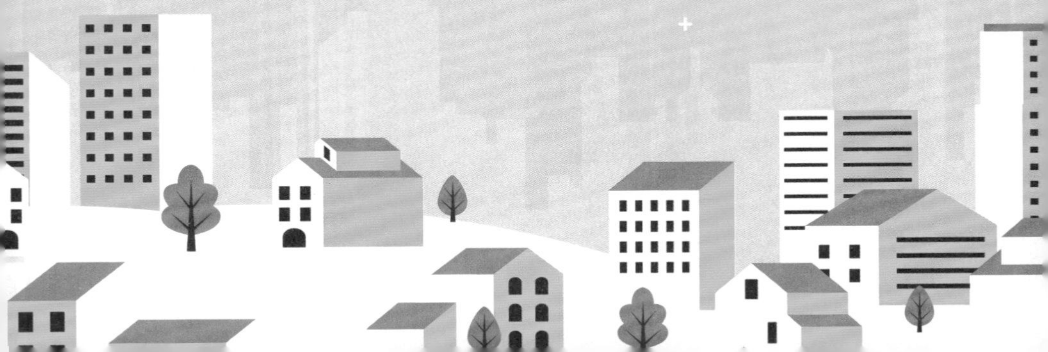

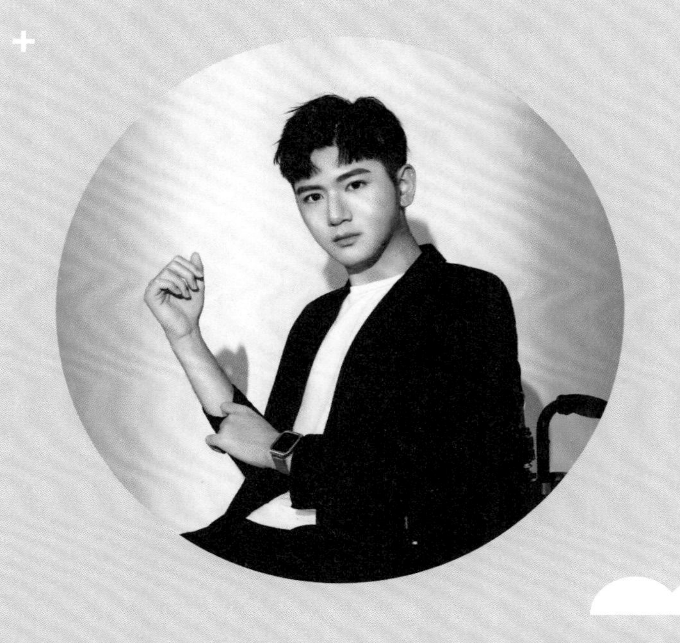

姚富菻

淋巴癌
診斷時間：2001年4月

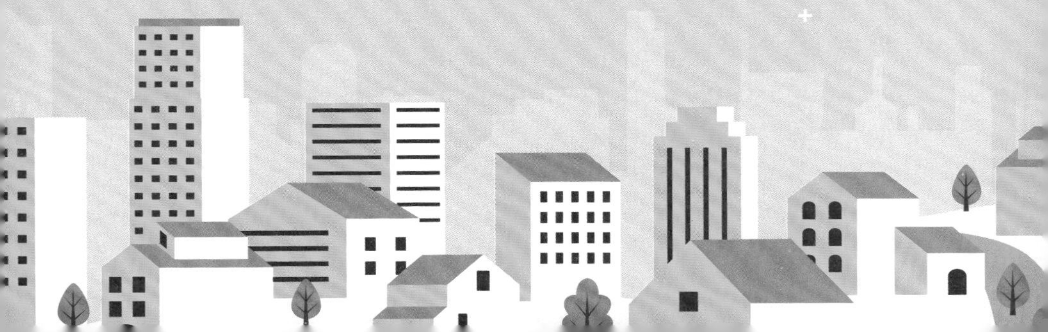

五歲之前，我與爺爺、奶奶在南部生活，結交了很多朋友，生活純樸、幸福。

直到五歲那年，一切都變了……。

「原來這麼小也會罹癌……。」常常鄰居或朋友們問起我的狀況，大家反應都是如此。

腫瘤壓迫脊髓，一輩子下半身癱瘓

我脖子的淋巴位置腫了起來，起初以為只是感冒，於是住院二十天，脖子成功消腫。出院後倒也恢復以往的日子，但過沒有多久，脖子再次腫了起來，不只如此，雙腳開始疼痛，卻始終找不到原因，只能持續住院治療。

一天天過去，狀況不僅沒有好轉，反而越來越差，甚至一躺下，腰部就會發疼，到了後期只能坐著睡覺……。爸媽見狀感到不對勁，連忙轉院治療。

「你們怎麼現在才把人送來醫院？」原來癌細胞已經擴散全身，當時醫師還說：「可能有點晚了，需要你們簽署病危通知書。」做了切片檢查，確定是惡性淋巴瘤。

腫瘤擴散全身，轉移到腰部脊髓，只要一躺下來就會感到疼痛。但檢查當時還尚未發現腫瘤，在做切片手術時，打麻藥昏迷，被強行躺下導致脊髓被腫瘤壓傷，造成一輩子的脊髓損傷。

當手術結束回到病房，我不小心大號在褲子上，那時醫師以為只是單純麻醉未退，直到後來雙腳沒

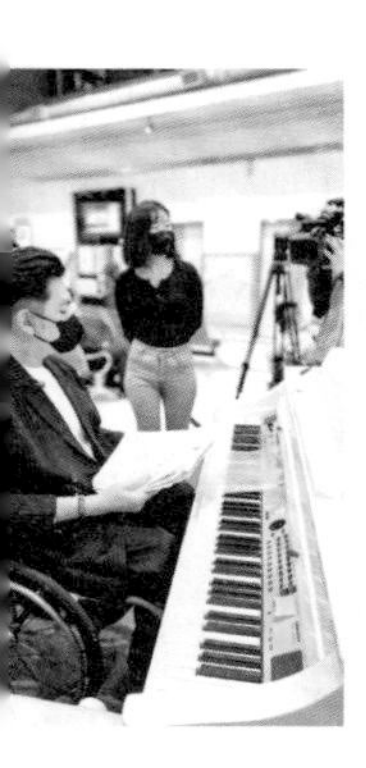

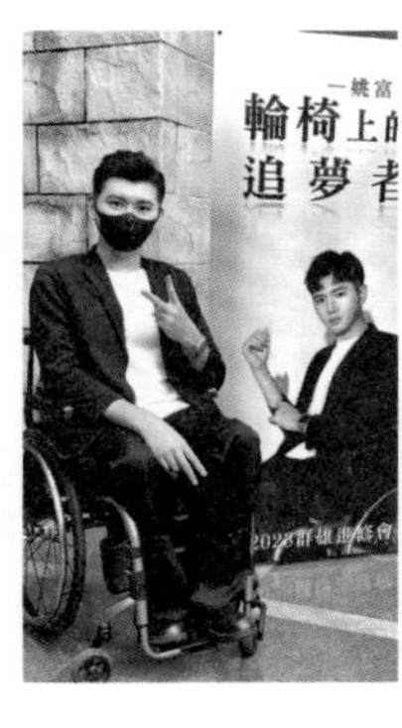

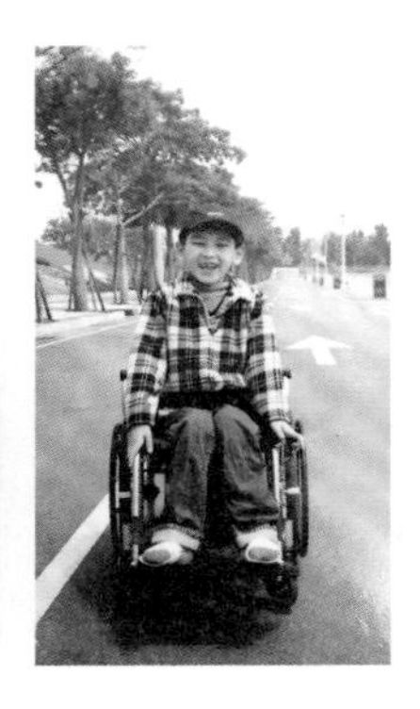

1 2 3

1、2022 年，聯合報記者幫我做的專訪。
2、今年四月受邀到「遠雄人壽」演講。
3、小時候剛生病的照片。

有知覺，檢查後才發現我……一輩子下半身癱瘓……。

醫師評估腰部腫瘤手術切除的成功機率只有百分之三十，因為爸媽不願意冒險，所以決定採用化療和放射線治療。

治療副作用，全被我碰上

「做了放療，小孩可能沒辦法長高了。」強烈的射線照在腰椎T10處，那節脊髓都會纖維化，為了殺死癌細胞，還是決定繼續治療下去。

還記得那時候每天都在嘔吐、拉肚子、落髮、喪失味覺，治療的各種副作用都體現在我的身上，每天都在不舒服之中度過，經過努力治療後，我成功治癒癌症，只是一輩子都要依靠輪椅代步了。

脊髓損傷也帶來了大小便障礙、長期泌尿道發炎、壓瘡，以及脊椎側彎等後遺症。

因為無法走路，下半身血液循環很差，一般的小傷口正常人三天就可以痊癒，而我可能要三週，有次不小心割傷屁股，沒有注意，導致傷口嚴重到需要清創；骨頭在生長期時，我就已經癱瘓，因此腰部側彎超過六十度，間接失去平衡感，也會有高低肩的問題；因為泌尿道反覆感染，在大學時期做了膀胱造廔口。

開設影音頻道、偏鄉義診回饋社會

因為坐輪椅，又做膀胱造廔口，在大學時期有一陣子我經常感到自卑，覺得自己就像個怪物，變得不敢面對人群、害怕異樣眼光，但我加入管樂社後，遇到了一群會鼓勵我的朋友，漸漸地，我有了自信，開始不畏懼人群、不害怕異樣眼光，因為我知道，在表演的當下，觀眾看的不是我的輪椅，而是我的音樂。

這一路上，我收到很多人的幫助——父母、醫師、護理師，還有求學階段的老師、同學，這一輩子受到太多人的幫助，有時會想：「我會不會是這世界的負擔？」直到我去偏鄉義診，才感受到一種說不出來的踏實感，原來我也可以回饋社會！

我開始到各大學校演講分享經歷之外，也經營 YouTube 頻道，以輪椅族的角度分享如何克服困難。最初會開設頻道也只是為了紀錄輪椅族如何出國旅遊，但沒想到會收到同樣是輪椅族朋友的留言，表示我提供的資訊給了他們很大的勇氣，突破自己，嘗試出國。

也因為這樣，我才發現，其實我能以身障者的角度，分享如何生活、如何克服困難，在二〇二一年底，我也終於領到第一份 YouTube 收益，並將這筆款項捐給「兒童癌症基金會」。

我的人生有很多曲折，每一次生病也都是鬼門關走一回，但這就是我的人生，我必須自己克服，並好好的與病魔共存，因為唯有共存我才能持續活下去。

我沒辦法掌握我的生命，但至少在我還能動的時間裡，我想把自己活得很充實，我常常跟朋友說我

1　2
3 4 5
6　7
8 9

1、參加「飛炫管弦樂團」，舉辦人生第一場售票演出。
2、「飛炫管弦樂團」彩排的照片。
3、大學畢業典禮與校長合照。
4、受邀於台中市脊髓損傷基金會舉辦的會員年度大會演出。
5、台中市脊髓損傷基金會邀請我去表演。
6、實習的醫院有一台鋼琴，我每個月都會彈鋼琴給看診的人聽。
7、我到醫院做公益表演，就算出社會，每個月還是會回去彈奏。
8、今年年初受邀到「三商美邦」公司演講。
9、前年受邀到「成功大學」演講。

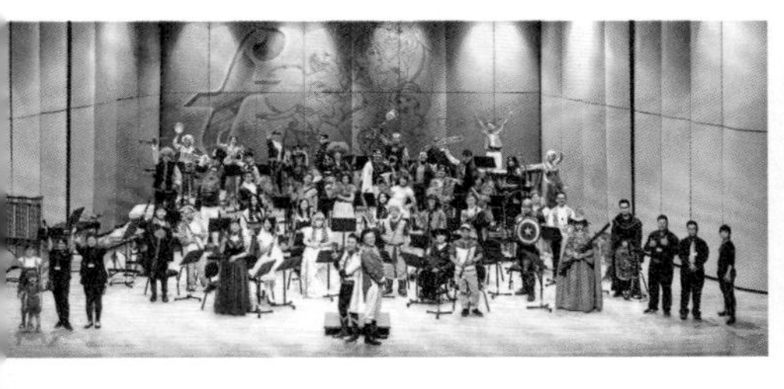
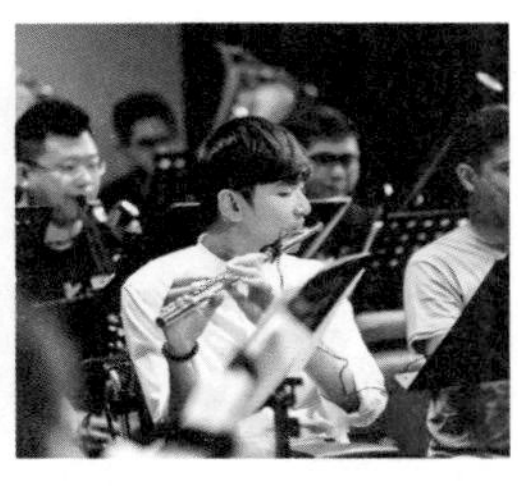
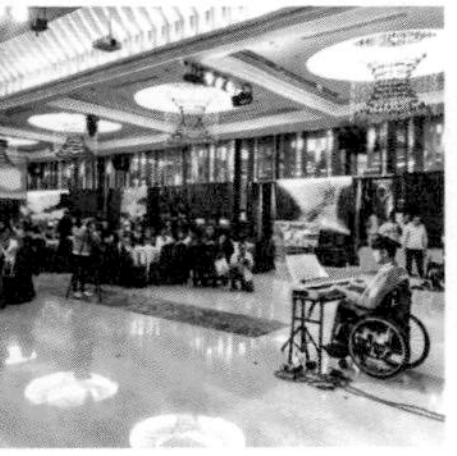
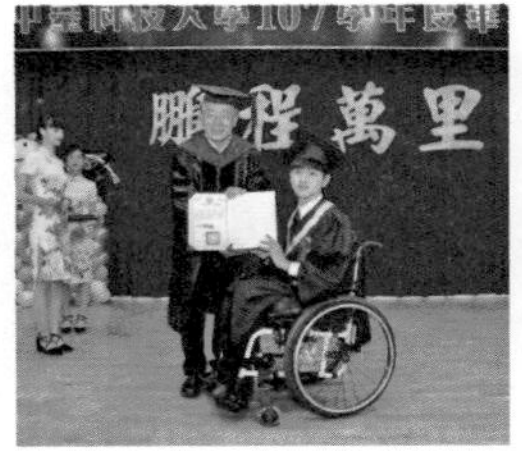
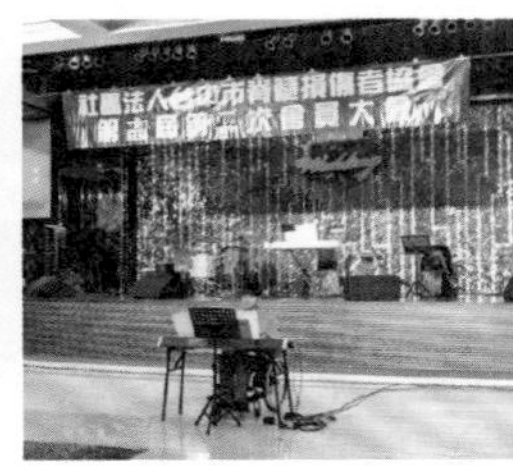
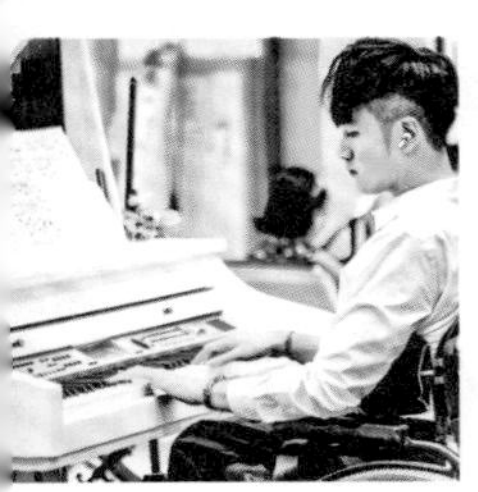
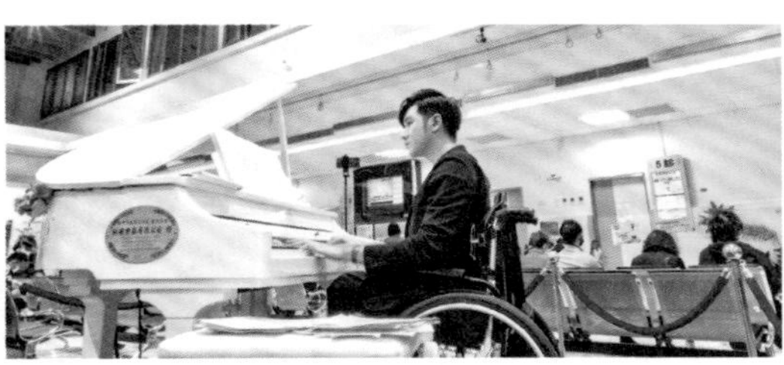
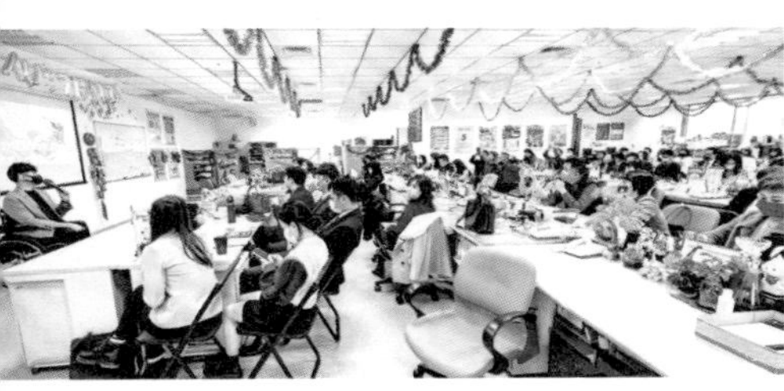
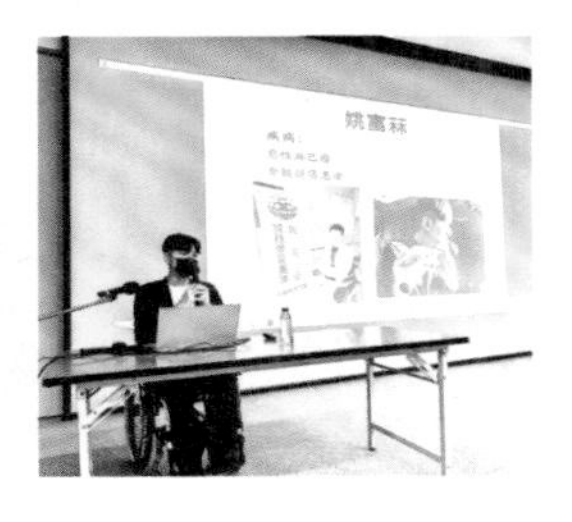

的座右銘：「生命中重要的不是它的長度，而是它的溫度。」或許我的生命不一定長，但在有限的生命中活得精采，是我能自己努力的方向。

06

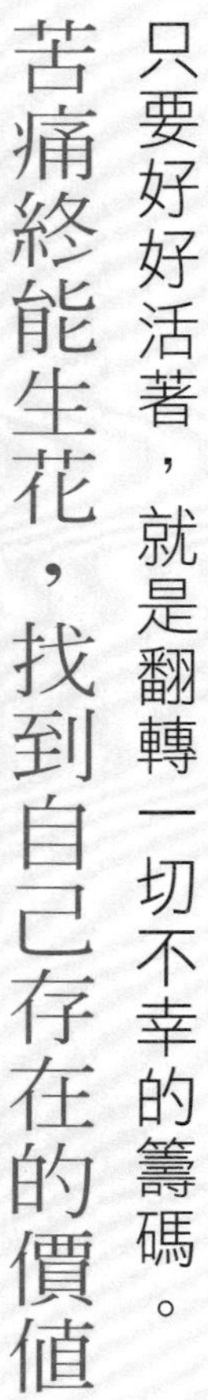

苦痛終能生花，找到自己存在的價值

只要好好活著，就是翻轉一切不幸的籌碼。

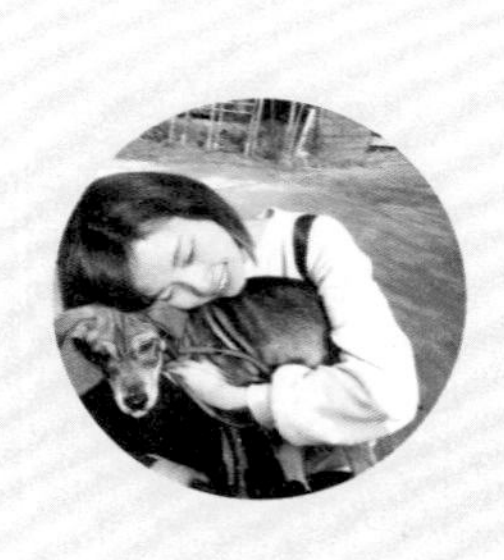

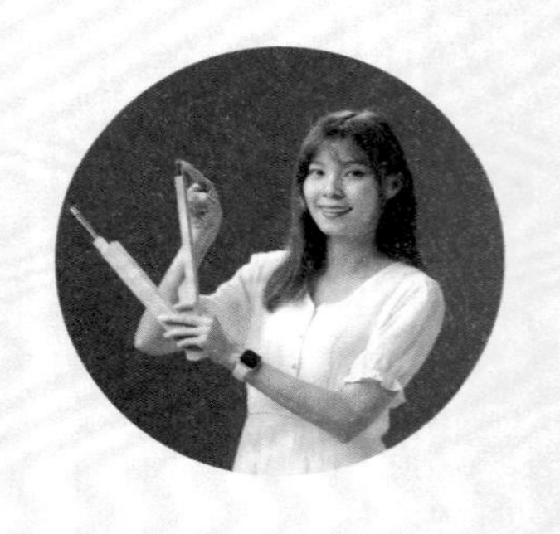

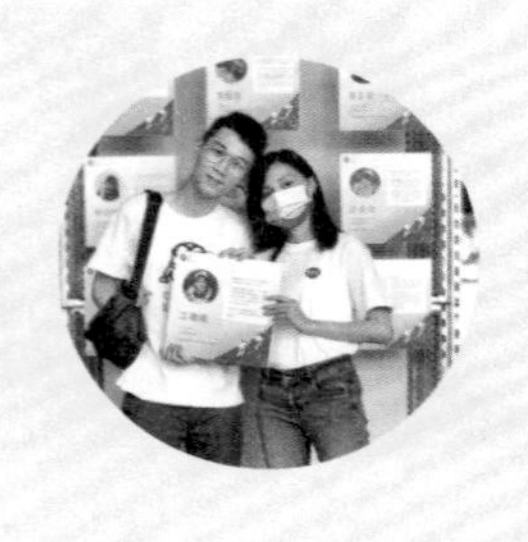

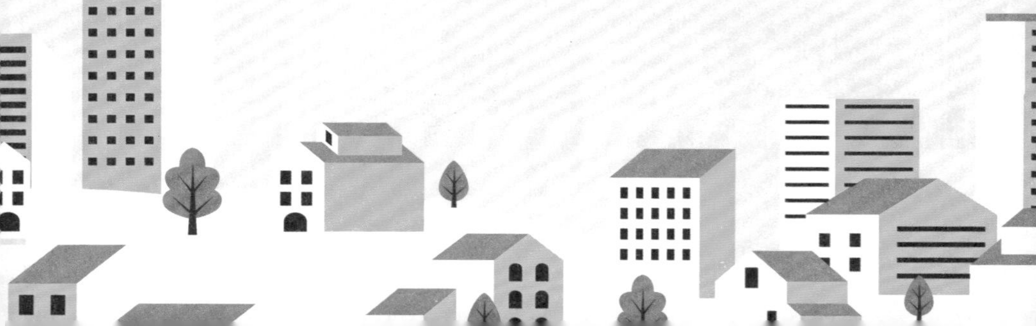

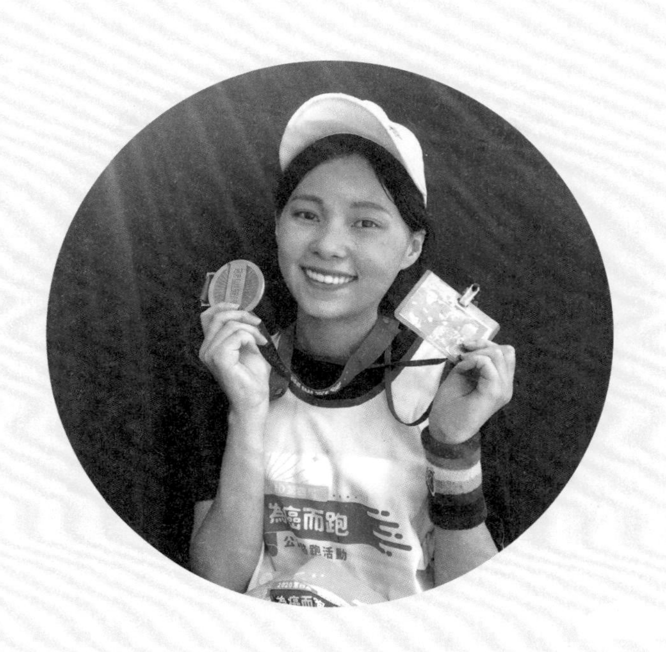

江珈瑛

胸（部）締結及軟組織惡性腫瘤併骨轉移

診斷時間：2016年3月

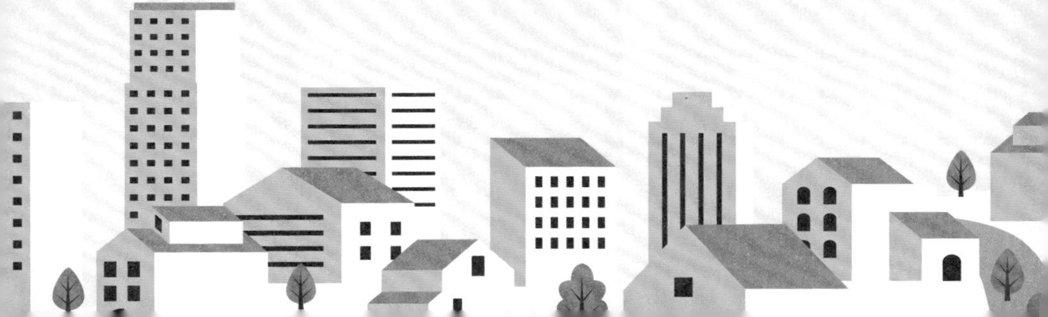

「妳的縱膈腔有一顆十三公分的腫瘤。」闔家歡慶的除夕前一天，二十歲的我，被宣判成為一個病人。

回首過往，幼時母親離家、求學遭霸凌，家境貧困一度需以廚餘果腹，為了挑起家計一再放棄理想學校，即使人生路上苦難不斷，努力成為「普通人」的我，如今又被冠上「癌症病患」的美名，心中不斷問著：「為什麼是我？」

殘酷的現實，溫柔的人們

等待入院的短短五天，腫瘤就壓迫到脊椎神經，我從一拐一拐走路的瘸子，到下半身癱瘓，甚至無法自主排泄，那雙曾經帶著我東奔西跑的腿，不僅一動也不能動，還帶著隱隱麻痺感。看著自己狀況越來越糟，我才發覺原來活著是一件很困難的事。

「胸（部）結締及軟組織惡性腫瘤」是診斷書賦予我體內腫瘤的名字，「癌友」成為我急於撇清卻無法撕下的標籤。看著因治療而日漸消瘦的身形以及副作用導致的落髮，原本就缺乏自信的我，陷入了前所未有的自我否定，我切斷了一切與外界的接觸和連結，只為保護連自己都無法接受的自己……。

逐漸習慣以醫院為家的生活後，我在網上看見與我年齡相仿女孩寫的抗癌文章，發現我們在同一間醫院進行治療，根據微小的線索找到了她的臉書，從此我的治療生涯開始有了變化。

女孩成為我結交的第一位戰友，讓我知道原來我並非孤身在世的年輕罹癌者。從那天起，陸續有其他夥伴加入，我們一起咒罵命運的不公、一起承受治療的不適、一起討論醫院的八卦，有哭有笑地

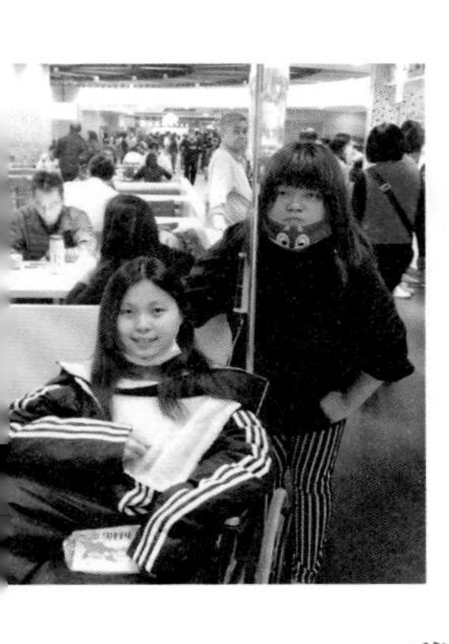

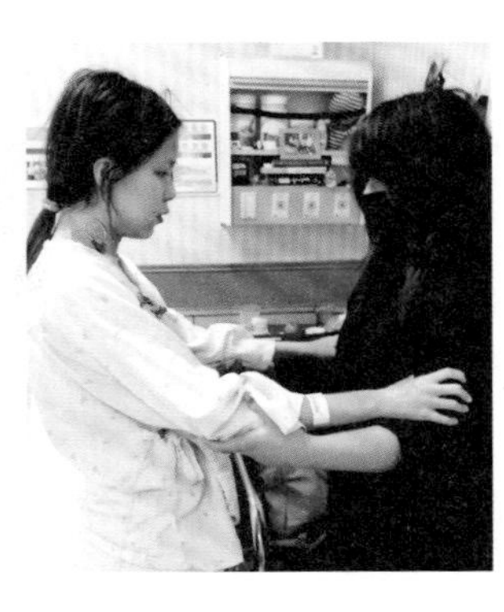

1 2

1、2016 年，癱瘓後第一次重新站起來。
2、2016 年，癱瘓時下床都要坐輪椅。

推著化療機，走了一圈又一圈的病房，並肩尋找賦歸的航線。

歷經無數疼痛夜晚，只爲拚一次活下去的機會

經過九次化療、三十次放療，腫瘤仍然沒有縮小反而有變大的傾向，原先化療藥也達到最高劑量，即使我恢復了行走能力，仍依舊無法迎向結束治療的那天。

生活不容易，活著尤其困難，但我仍然深信只要好好活著，就是翻轉一切不幸的籌碼。縱使希望渺茫，只要有所冀盼，就要勇敢前行。

為了活下去的機會，我帶著病歷到各大醫學中心求診，評估轉院後進行了腫瘤切除手術，同時拿掉部分脊骨和肺葉，還背了整整三個月的固定脊椎背架。腫瘤消失了，但身上多了整整二十公分的傷口及兩條引流管，經歷無數疼痛難眠的夜晚，雖然難熬，但我還是撐過來了。

屬於我的重生，正式展開。

我要爲自己好好活一次！

回歸到所謂正常生活，才發現真正的挑戰才剛開始。

復學後，不敢拿下假髮、不敢向新朋友訴說罹癌經歷，治療所截斷的人

生空白不知該從何填補。除此之外，定期追蹤也一再提醒我——死亡仍是生命中的重大威脅。

進到身心科診間，我在醫師面前潸然淚下，原來這一切從未走遠，我仍然困在過去遭逢的所有苦難之中，包括罹癌。

從未體會何謂幸福的我，總是為了別人而活的我，想起初進病房時與自己的約定：「如果真的有未來，我要為了自己好好活一次！」

於是我拿下了假髮，以率性的極短髮示人，嘗試為自己建立新的身分；認真讀書，爭取獎學金；挑戰自己環島旅行；定期擔任志工，以微薄之力幫助流浪動物、偏鄉孩童、心智障礙孩童、無家者；因緣際會接受癌友團體的邀稿、訪談及分享；接受新聞媒體的影音專訪、上節目通告；開了「癌後餘生 Momo」粉專，紀錄罹癌時的故事，以此鼓勵更多癌友。

用生命影響生命，一輩子的使命

好不容易大學畢業了，期間遭逢戰友們相繼復發、離世，殘存在我體內的癌細胞及不可逆的病理性骨折，都成為提醒我「把握當下」的訊號。我反覆問自己，有什麼是這輩子不做，就會後悔莫及的事？

我申請了教育非營利組織「為台灣而教 Teach for Taiwan」（TFT）的偏鄉教學計劃，以不到百分之十的錄取率成功選上計劃成員。離開自幼生長的台北，到屏東擔任偏鄉小學老師。我想以自身生命經驗，告訴那些可能正在經歷與我類似童年的孩子們：「人生不只是如此！」

年初，班上的孩子無預警的腦出血住院，她無法接受病態的自己。我告訴她我的故事，還傳了自己的光頭照給孩子看，她破涕而笑：「老師，妳光頭的時候好帥喔！」那一刻，我深刻的體會，用生命影響生命會是我一輩子的使命。

罹癌前，我看不見自己的價值，甚至懷疑自己是否值得被愛。直至今日，我才終於理解，原來與他人的歧異或是受過的傷，從不是汙點或是負面標籤，而是讓我們能判定自身獨特性的痕跡。

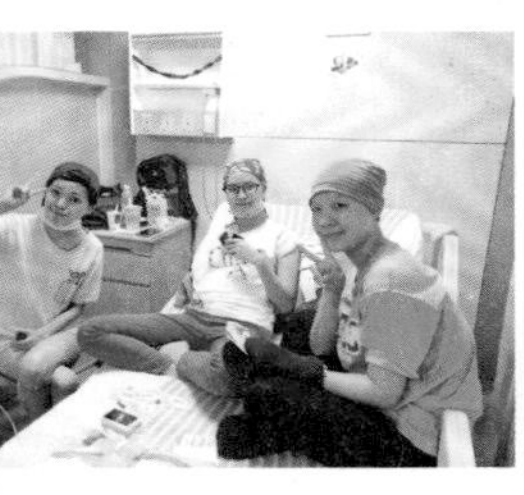

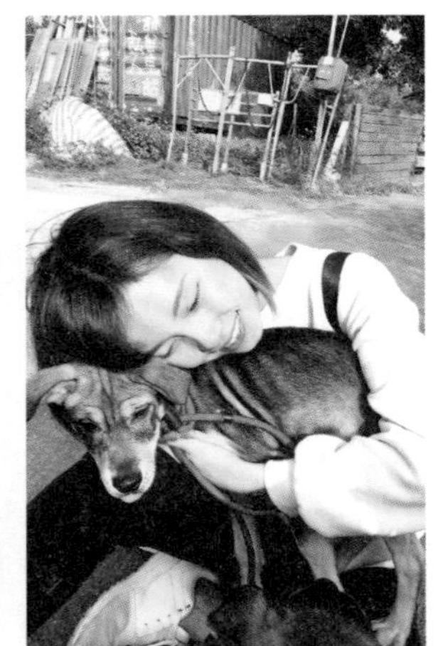

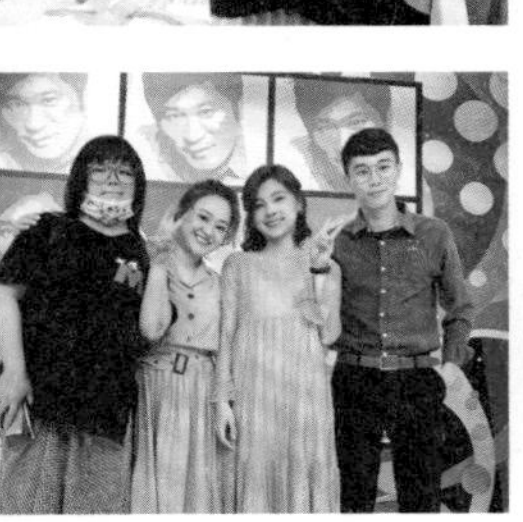

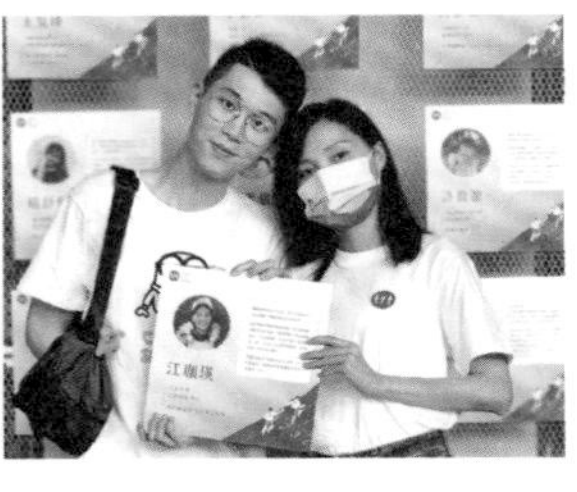

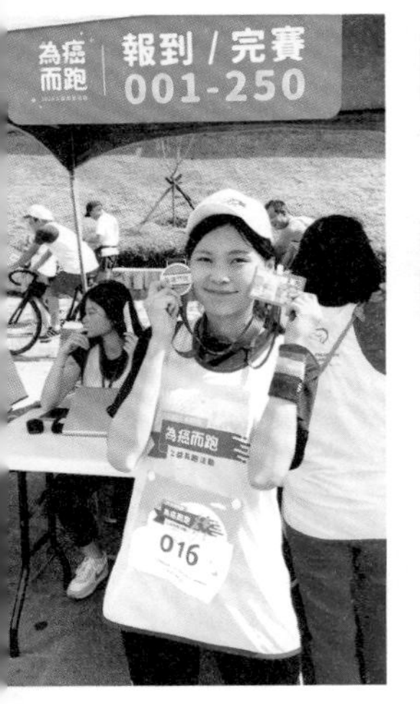

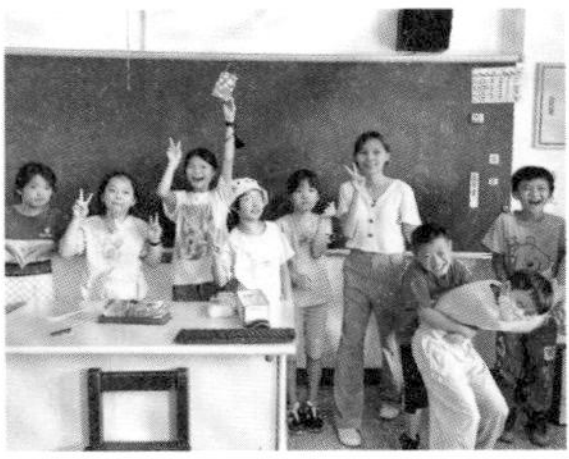

1、2017 年，我和戰友們。
2、2021 年，上「醫師好辣」的通告！
3、2019 年，五股動物之家志工。
4、2020 年，帶著逝世病友的照片，參加抗癌公益路跑。
5、2022 年，我與男友參加 TFT 啟程儀式。
6、2023 年，我和班上的孩子們。

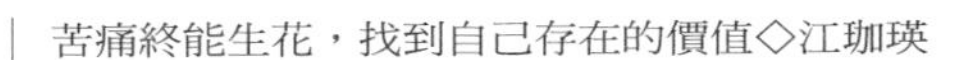

07 浪子回頭的第二人生

抗癌之路雖然很辛苦，但是不能放棄！要勇敢走下去！

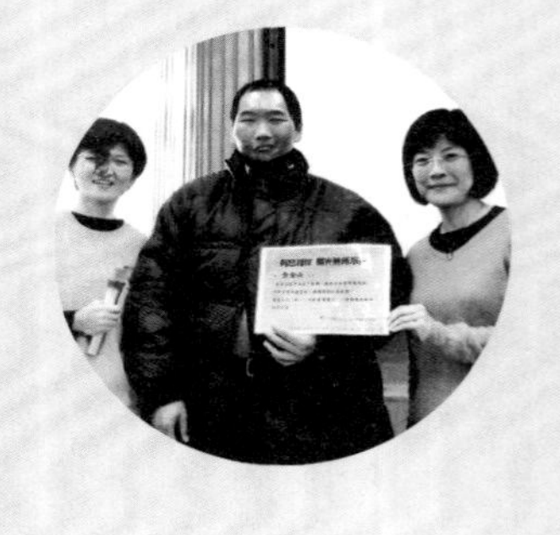

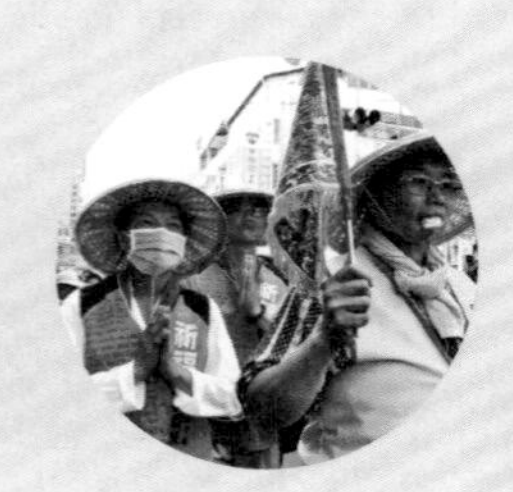

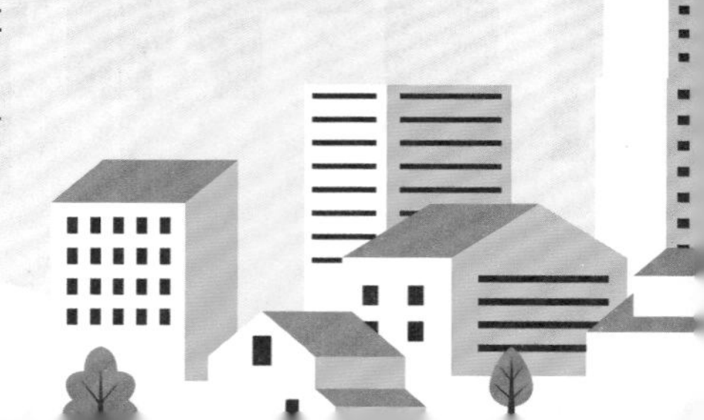

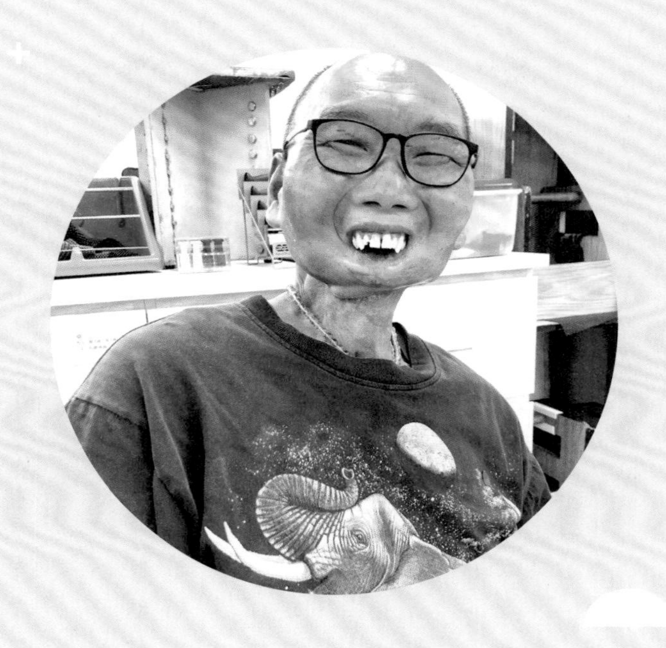

余金山

下齦癌／舌癌
診斷時間：2004年8月

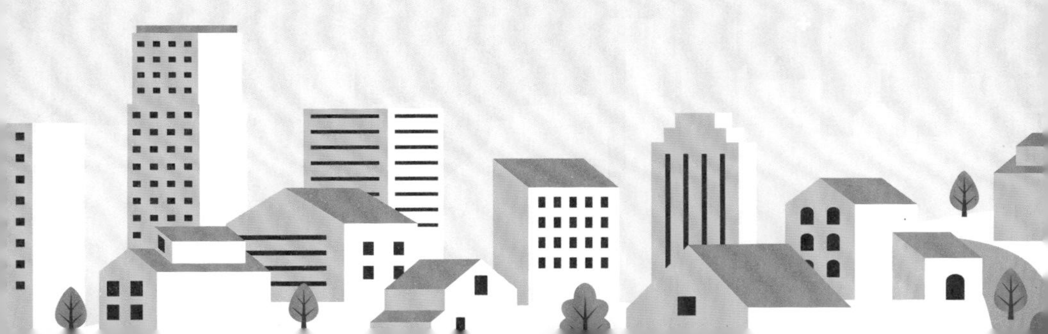

「舌頭的破洞怎麼還沒有好？」我在工廠擔任漫畫書裝訂時，常常要趕出版死線而瘋狂加班，壓力讓我再次找回菸檳的壞習慣。

當時舌頭出現了破洞，遲遲沒有癒合，雖然不痛也沒有影響到生活，時間久了，仍不見好轉，還是決定去耳鼻喉科診所就診。

菸檳不離手，兩次確診口腔癌

「還是去大醫院做更詳細的檢查。」醫師的話讓我心頭一驚，本能知道麻煩大了！

因曾經和人稱兄道弟，得知附近管區要掃黑，抱著多一事不如少一事的心態，再加上對舌頭破洞的擔心，無力也不想面對，決定離開北部去南部生活。當時的我一心認為：「逃，就對了！」

我很快地找了電鍍廠作業員的工作在彰化落腳，但舌頭的狀況卻越來越糟糕，開始潰爛且散發臭味，到了後期逐漸因為疼痛而無法進食，整個人瘦了二十公斤，不工作的時間就用酒精來麻痺舌頭神經。

「確診為舌癌一期，需切除三分之一舌頭。」電鍍廠同事看不下去，在他的堅持下，帶我到彰基治療。

現在想來，拖了兩年的時光不管，還只是確診一期，真的是老天保佑。

術後半年，回到台北開啟貨運司機的生活，每天花上十二小時跑車，為醒神提腦，菸、檳榔再次不離身，這樣的跑車人生將近五年。

原本穩定的口腔又蠢蠢欲動，舌頭和下排牙齒開始潰爛，即使有前一次的經驗，我仍然不敢面對，

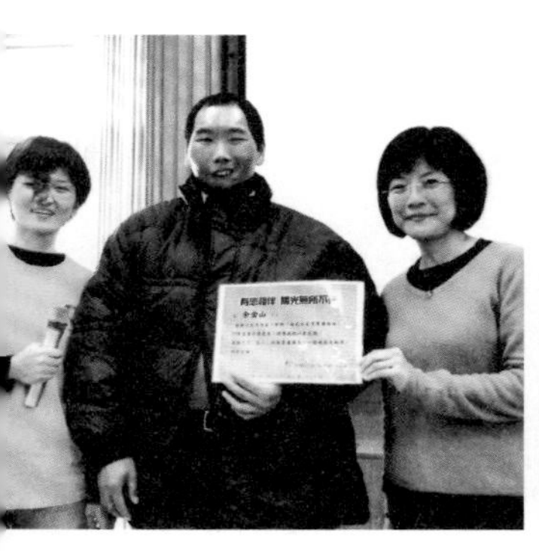

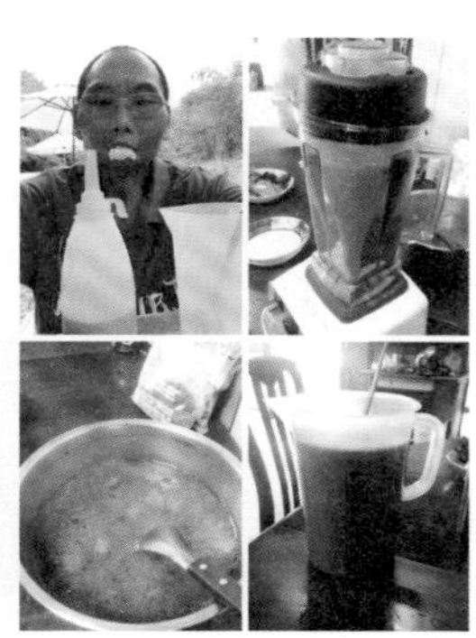

1 2

1、2010 年，第一年宣導志工頒獎。
2、我的攪打流質生活。

因為我知道這次不可能再那麼幸運了，內心中除了害怕，更多的是覺得現世報，年輕時不學好，現在身體開始反撲了！

「口腔癌四期。」雖然心中早已經有底，但當醫師宣判時，我的手腳還是不爭氣地涼了。

這一次切除了舌頭和下排齒齦，剛開始下巴還補了鈦合金鋼板，但後來身體排斥，又只能摘除掉，下巴整個沒了，同時進行了四十幾次的放射線治療和化療，這段治療時光是一個痛苦的回憶。

封閉自己，陽光基金會開啓第二人生

這次術後，說話、吃東西都有巨大改變，所有入口的食物只能用果汁機攪打成流質，才有辦法吞嚥。不只如此，連外表也完全不一樣，讓我很沮喪，連家人都聽不懂我說話，開始封閉自己，除了定期回診之外，整日待在家中，足不出戶。

我沒有辦法面對自己，總是回想起過往「漂撇男子漢」的自己，以及現在這副樣子，誰可以接受？

「聽說陽光基金會有服務口腔癌病人，可以去看看，也許可以有工作機會。」在一次復健回診中，林口長庚的復健老師對我說，一開始只是聽聽未放在心上，後來迫於人情壓力，拜託妹妹陪我去一趟陽光基金會。

這一趟，正式開啟了我罹癌的第二人生。

我進到了陽光的汽車美容中心，一路從洗車、擦車，甚至在培訓下，我有機會成為陽光汽車美容中心的專職美容師，這樣的專業和穩定工作，讓我面對罹癌生活感到安定。

發明溝通方式，找到自己的價值

因為下巴骨頭的切除，與客人互動時容易說話不清楚，影響到工作，因此我練習出一套方法：把餐巾紙摺到最小，咬住後再發音，就可以降低講話漏風。也逐漸有客人從陌生到變成熟客，完全不嫌棄我說話不清楚，讓我變得更有信心，也更知道自己的價值。

同時間也開始擔任口腔癌預防宣導的志工，從來沒有想過站在這麼多人面前演講，但在陽光夥伴的陪伴下，分享我的生命故事，讓更多民眾認識口腔癌，也希望讓「早知道」的遺憾減少一些，甚至因為我的改變，也影響了以前跑車的朋友。

這才發現我原來可以影響很多人，我的人生不再可有可無，可以期待多做些事，而影響我的癌後第二人生，都是因為陽光的溫暖和信念。

罹癌十多年後，我遇上了重要另一半，不在意我只能喝用果汁機打過的流質飲食，努力聽懂我說的

1 2
3 4
5 6
7

1、代表出席國道宣導記者會。
2、2013 年與駕駛菸檳宣導。
3、2019 年參與遶境，為口腔癌病友祈福。
4、與換帖的兄弟合照。
5、我與太太合照。
6、到貨運公司宣導。
7、參加國道休息站宣導活動。

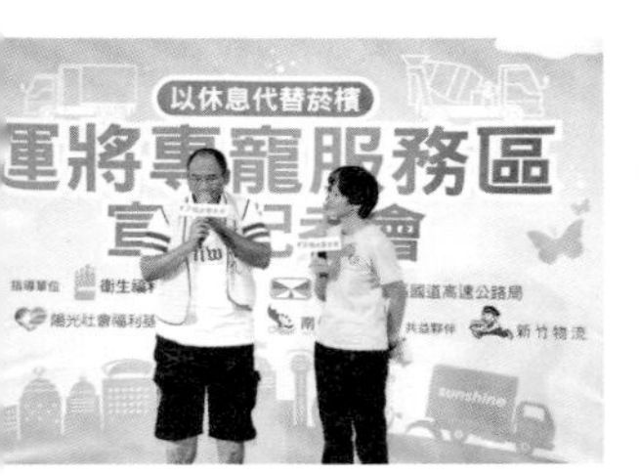

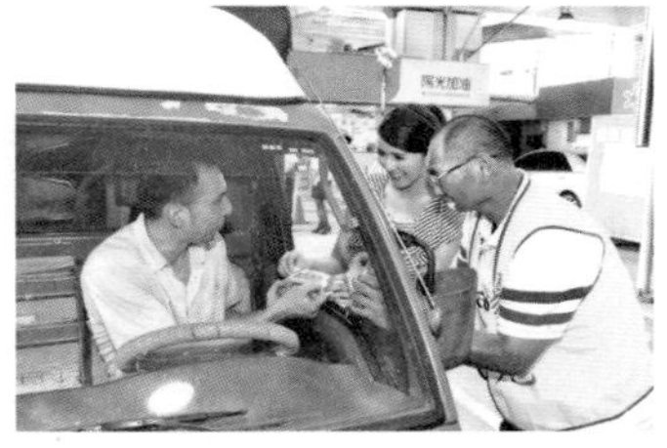

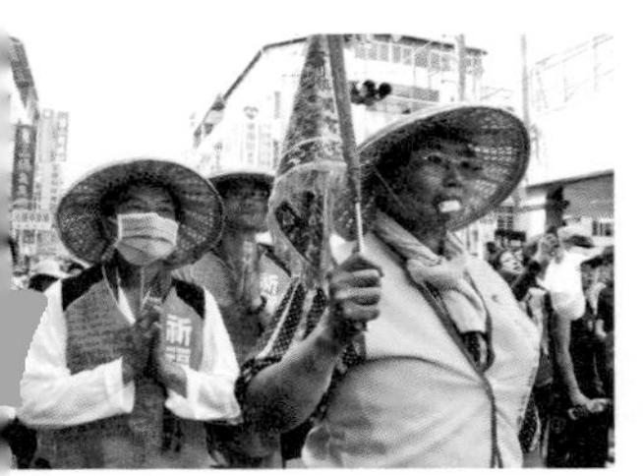

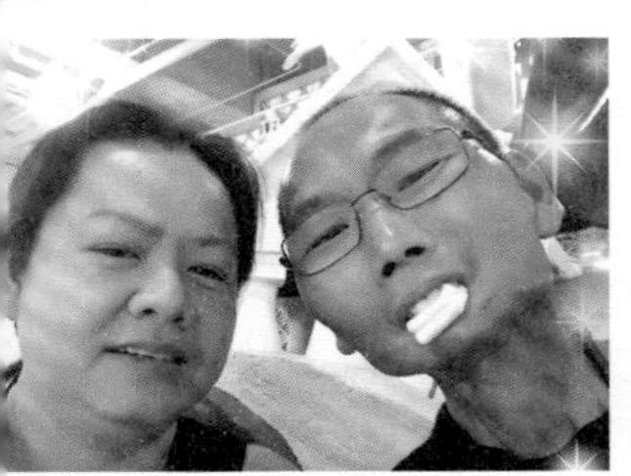

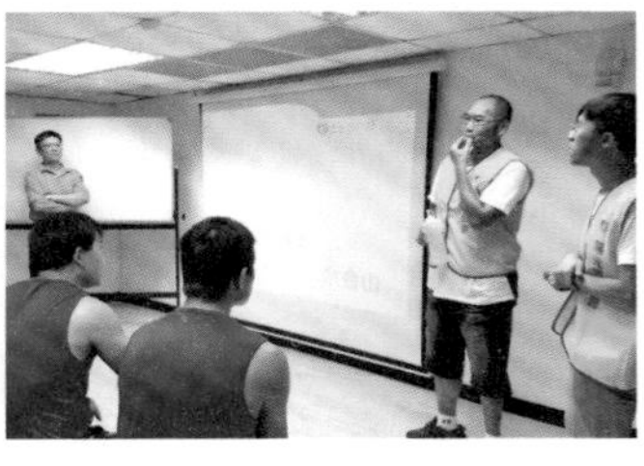

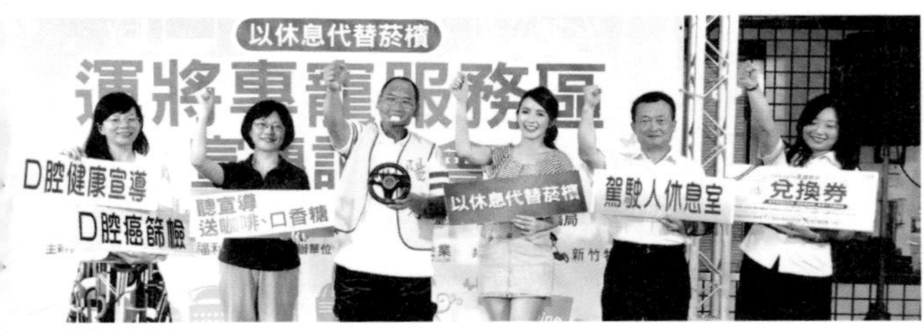

每一句話，兩人相伴的日子，真的是我從沒想過的。

因為這些溫暖的陪伴，讓我更理解相互鼓勵的重要，因此若能排班休假的日子，我會陪同陽光社工一起去訪視病友，上山下海都不怕，只怕沒有機會可以多做些，讓每一位口腔癌病友都能少點罹癌的辛苦路。

08

逆轉命運，從低谷向陽而生

一天的難處，一天擔就夠了。

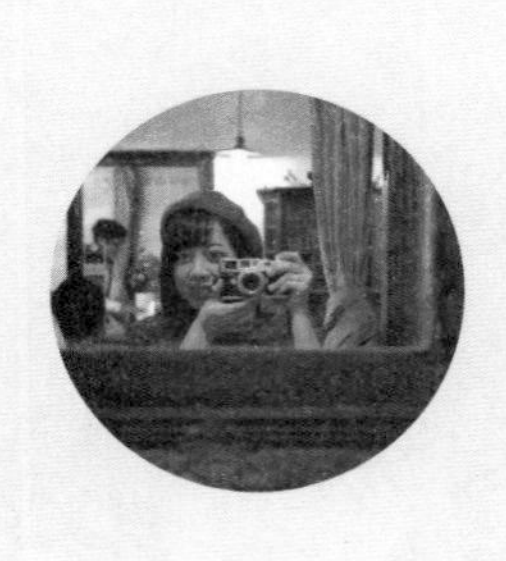

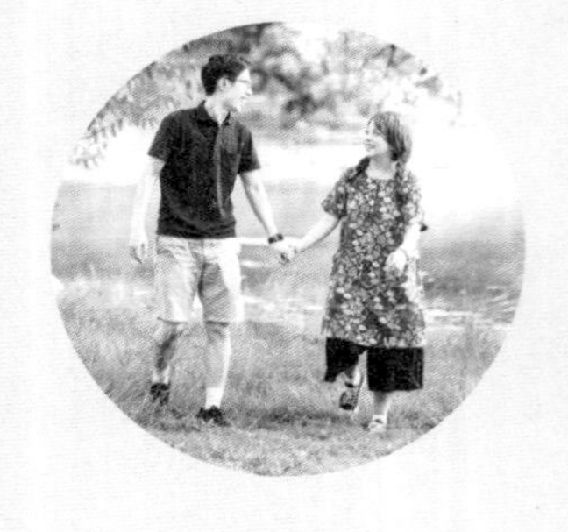

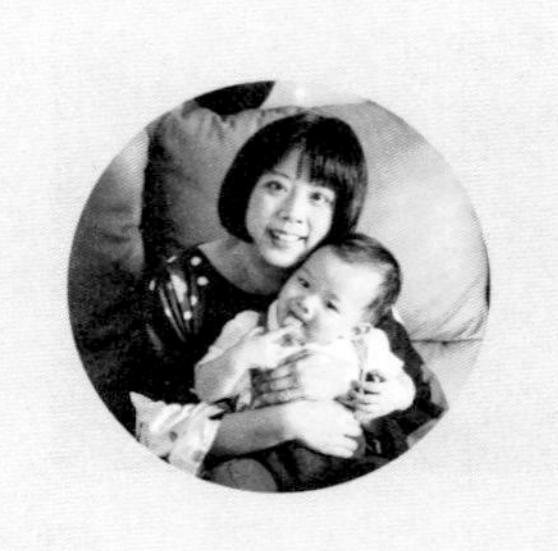

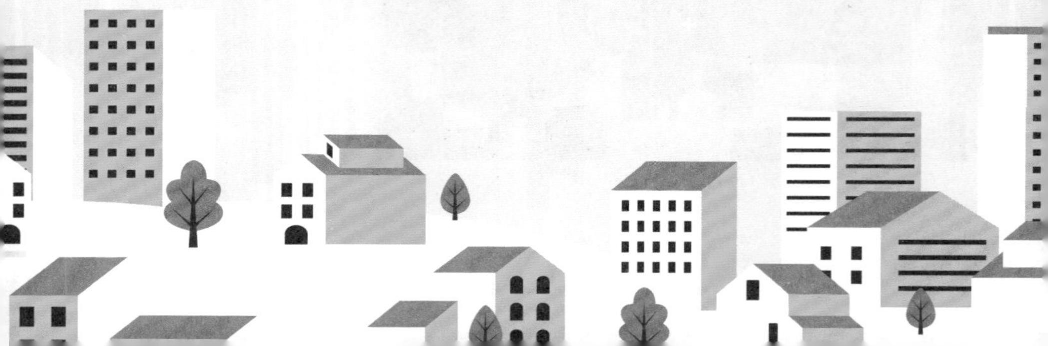

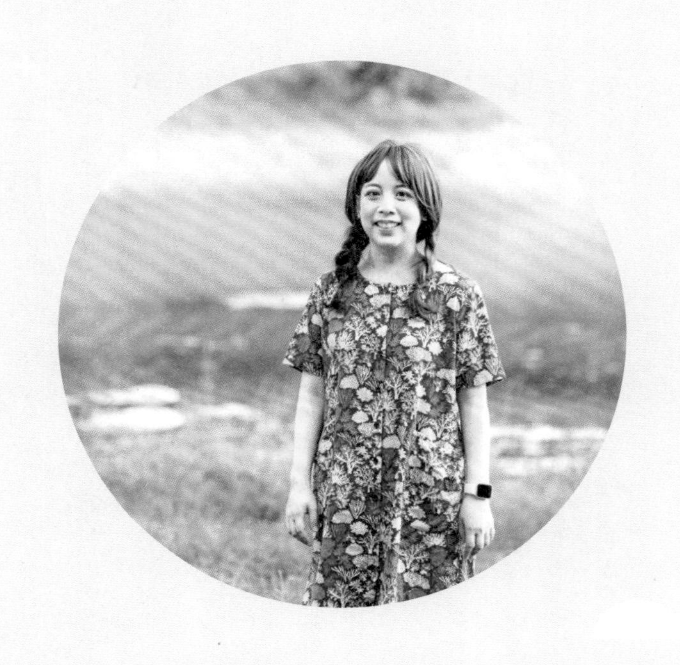

林亭君

灰色地帶淋巴癌

診斷時間：2021年1月

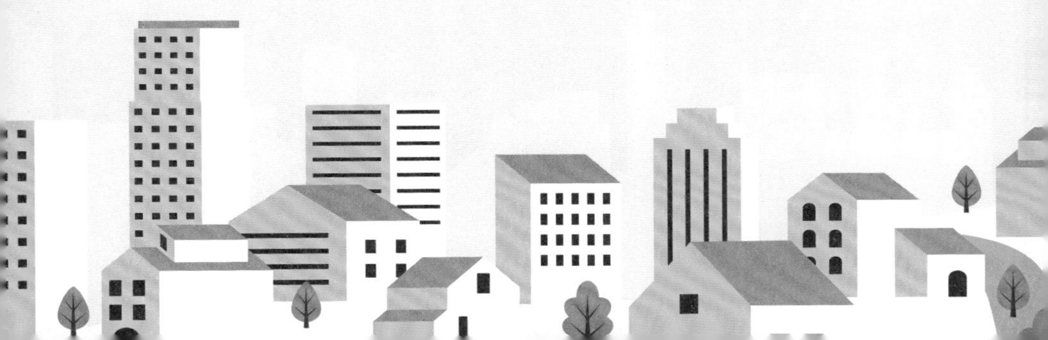

「腫瘤大小十公分左右，是淋巴癌。」不安的原因獲得了解答，「淋巴癌」三個字從醫師口中說出來。

如此噩耗，對我來說是果不其然的結果，但先生比我更加震驚。

兩個月的不適，竟罹患罕見癌症

從二〇二〇年十月起，我就咳嗽不止，一個月後時常反覆低燒、流鼻涕、夜間盜汗、胃酸逆流、嗝氣。此時我的第二個孩子才出生約五個月，只能一打二的生活。在照顧孩子之餘，來回許多趟耳鼻喉科診所，得到類流感、支氣管炎、胃食道逆流等診斷，從此沒停止過服藥。到後來，頭皮跟耳朵的表皮脂漏性皮膚炎結痂且化膿不斷，加上喉嚨內腫脹、呼吸不順，脖子更是腫到不可思議，就連只是散個步就會上氣不接下氣……。

「我到底怎麼了？」種種症狀讓我開始感到不安，換到另一間診所檢查，醫師眉頭一皺，當機立斷將我轉診到醫院，在超音波檢查時，發現頸部深處有一塊黑影。

經過細針、切塊的兩次切片，也諮詢了血液病理科權威，謎底總算揭曉，竟是相當罕見的「灰色地帶淋巴癌」，揉合了高惡性度「瀰漫性大型B細胞淋巴瘤」及低惡性度的「何杰金氏淋巴瘤」的癌症。

一家四口分隔三地，相聚是種奢望

每一次的回診，更新的是一次次壞消息——癌細胞快速擴散、氣管跟動脈被腫瘤包覆，以及大片肺積水，若是不盡早處置，就會有生命危險。

曾暢想未來，與恩愛的丈夫、可愛乖巧的孩子一同組成幸福的家庭，從來沒有想過癌症會橫插一腳，成為我幸福人生的阻礙。只要一想到因斷層掃描需打顯影劑，而不得不斷奶的小兒子、未滿三歲的大女兒，以及可能成為單親爸爸的先生，眼淚就停不下來，但為了這個家，我不得不堅強起來。

手術的麻醉藥跟化療藥使我又暈又吐，口中異味、食不下嚥，源源不絕的點滴使我水腫，每兩小時就要跑一次廁所，都是先生協助半推半扛著掛滿藥包的點滴架，匡噹匡噹進出。

化療的痛苦讓我一見到點滴架就頭暈、指甲染上墨色、滿地落髮換來頂上無毛，接下來我還會剩下什麼呢？

賭上最後的籌碼，順服醫囑

何杰金氏與非何杰金氏淋巴癌是兩種治療方向，而我的「灰色地帶淋巴癌」對醫療團隊來說，是一個超級任務。六回的化療一度因腫瘤縮小而歡欣雀躍，卻在第六回結束的電腦斷層發現腫瘤又長大一倍半，心情瞬間直落谷底。我陷入了憂鬱跟恐慌的黑洞，深恐世界隨時會崩塌，導致常常乾嘔、莫名落淚，早晨不再期待睜開眼，怕看到的是深不見底的隧道。

人生在世上如白駒過隙，到頭來生命無法掌握在自己手裡，而我體內的倒數計時器正滴答作響，苦也是一秒，樂也是一秒，我決定帶著微笑，向著光，從低谷中爬出來。

為此，我賭上最後的籌碼，順服醫囑，早睡早起、每天運動積攢精神和體力，堅守癌症病患自我照護的飲食原則，以比防疫更高的感控保護自己。

我接受一線藥物的六次化療、二線藥物的三次化療、六次免疫藥物、三十次縱隔腔放射線治療，穿插不計其數的抽血、施打白血球生長激素針劑與因治療延伸問題的他科門診，以及想躲也躲不掉的自體造血幹細胞移植。

癌症病患是撕不掉的標籤，亦是勳章

在免疫藥物與放射線治療雙管齊下，腫瘤總算有縮小的跡象！主治醫師決定打鐵趁熱，斬草除根，安排自體幹細胞移植。從中央靜脈導管插入到拔除的一個月，白血球與血小板就像乘坐大怒神一樣一路見底；我對化療藥物敏感度高，對止吐藥物敏感度極低，藥物的副作用讓我狂吐狂瀉，吞嚥的疼痛讓我很難不去思索活著的意義。

過去能夠大口扒飯、倒頭就睡，是何其幸福的一件事！

「我現在是剛出生的嬰兒吧！」回輸幹細胞的那天可說是「重生之日」，我戲稱自己比小兒子還稚幼，出了移植室之後，如同嬰兒般一切重新開始。從流質副食品開始進食、長時間躺臥慢慢增加下床時間、睡眠從兩小時慢慢拉長，重新適應日夜建立作息。

移植至今將近一年半，持續復健、追蹤、沖管、服用中藥，耐心陪伴免疫系統一步步回升。而藏在與一般人無異外表之下的人工血管、因化療藥影響仍在休眠的卵巢、軟嫩的胎毛短髮、按時接種的兒童疫苗、脆弱的免疫力，也都在復原當中。

癌症病患是撕不掉的標籤，同時也是勳章。

從「病患」轉變爲「癌症病患臨床醫學研究所學生」

為了治療而多次出入醫院，從懵懵懂懂的新手，到現在可以說出三成專業術語，從「病患」轉變為「癌症病患臨床醫學研究所學生」。當周遭有同齡的朋友罹癌，盡可能地分享將會面臨到的難題、需要如何預備、還有自己的經驗，後來也加入了「中華骨髓移植關懷協會」，將曾經受過的幫助也回饋給他人。

我寫下自體幹細胞移植的心路歷程，與出移植室後恢復的一步一腳印，公開分享在社群媒體上，惟願它是被繼續傳閱的故事。

重生的日子，我的餘命，不只為自己、為家人、也為閱讀它的人。

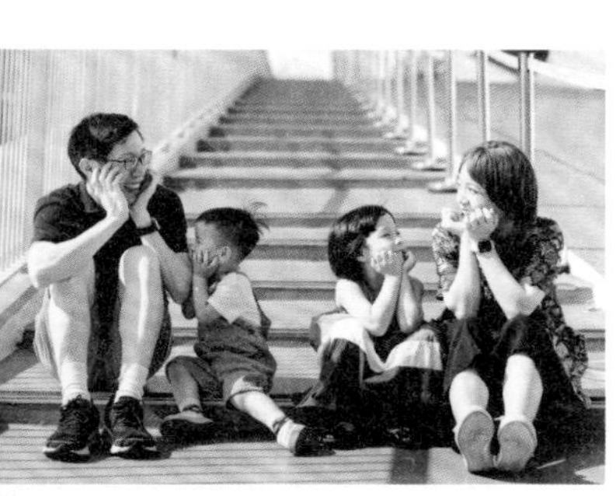

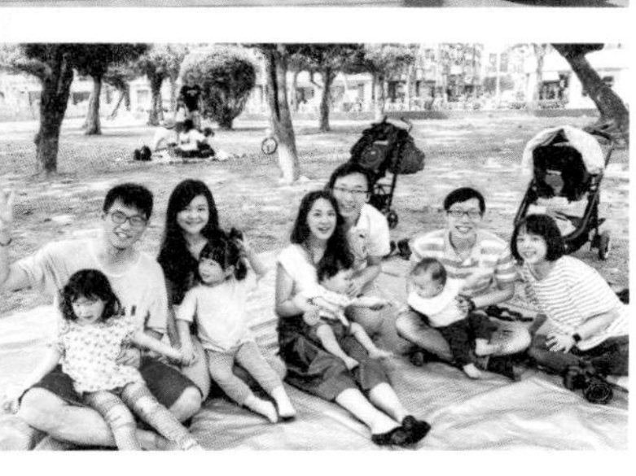

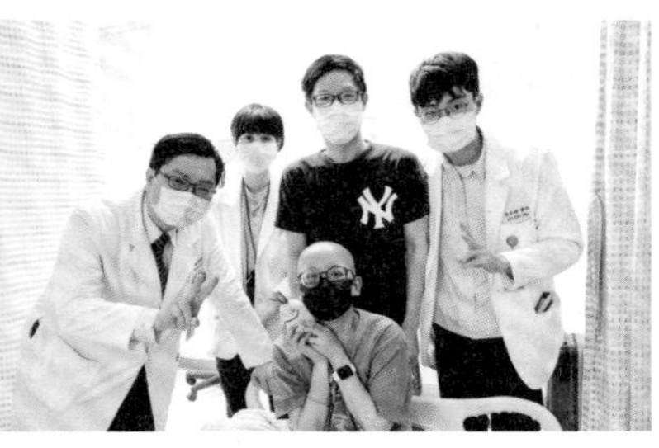

1
2
3

1、一家人聚在一起平凡卻幸福。
2、教會的朋友特地來探望我們。
3、撐過自體幹細胞移植準備出院，謝謝高醫血腫科蕭惠樺主治醫師和醫療團隊的照顧。

09

既然遇到了，那就去面對！

直球面對命運的短腿千千

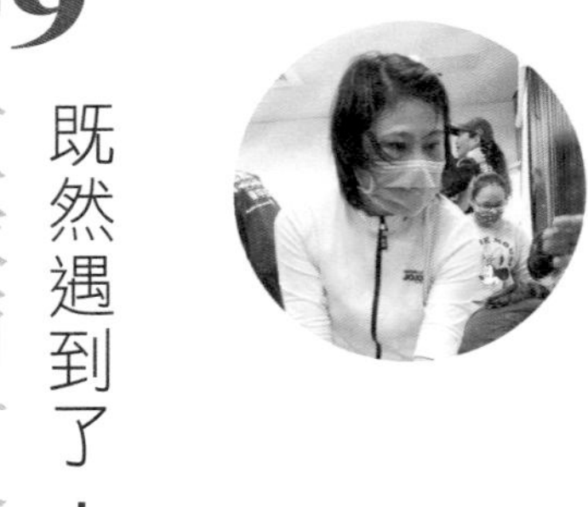

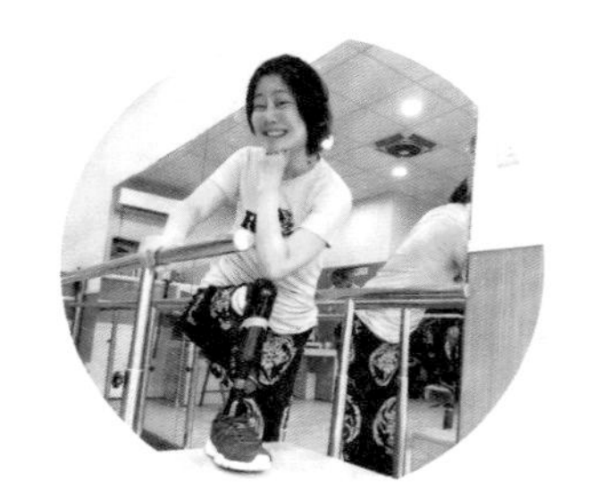

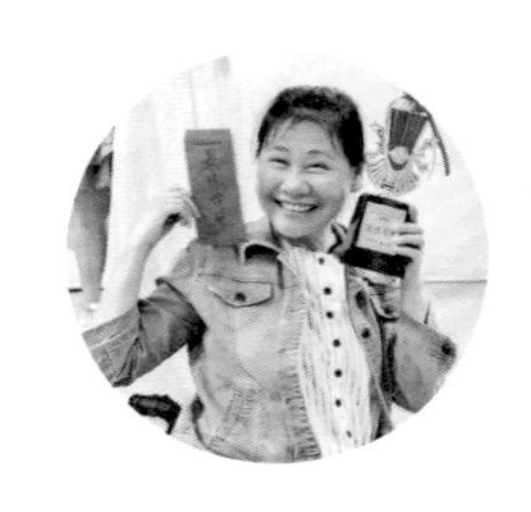

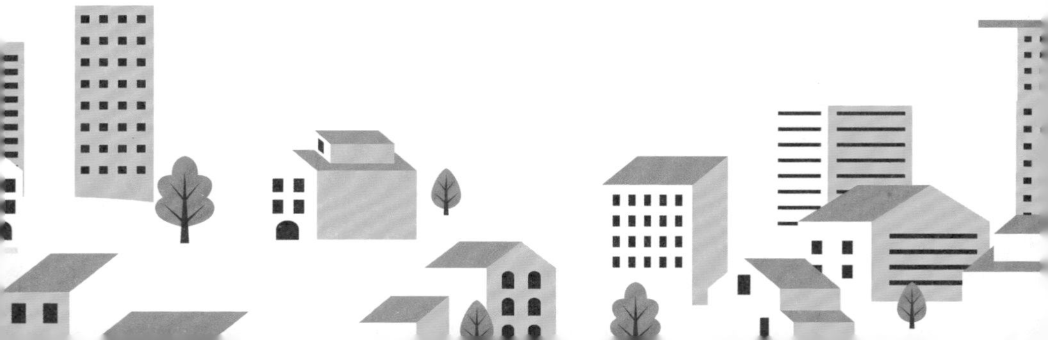

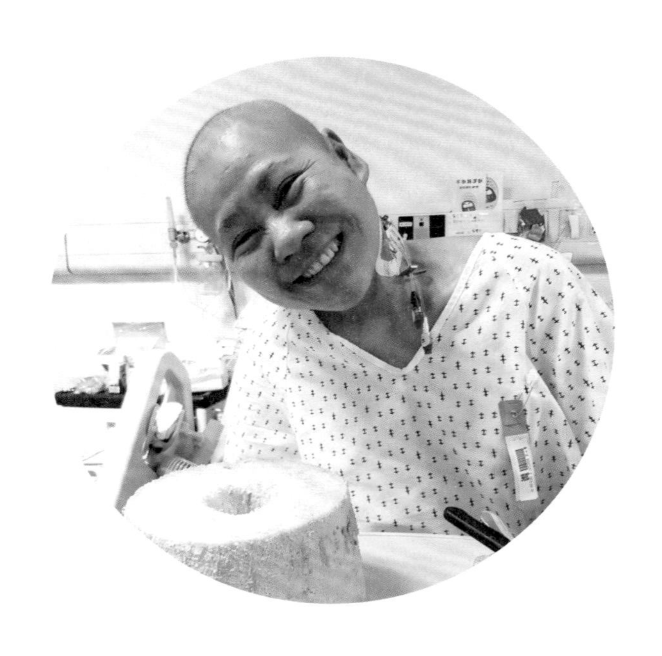

黃千芸

急性骨髓性白血病／大腸癌

診斷時間：2018年4月

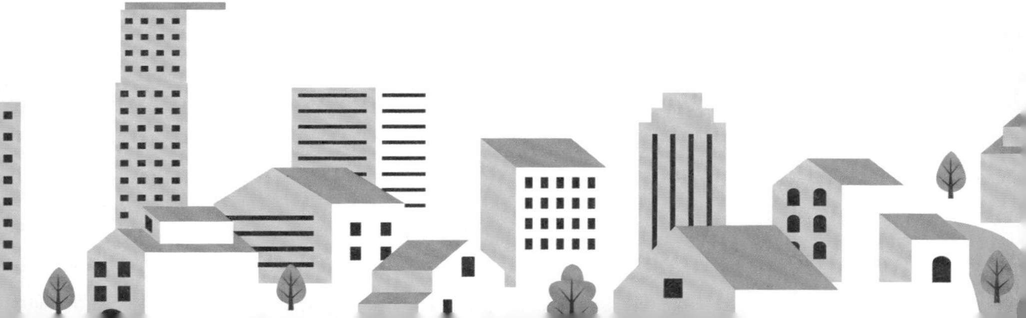

白天，我是一名呼吸治療師，與急重症單位的病患一起並肩作戰；晚上，我是一名「訓獸師」，訓練兩位猴小子。在外人眼裡，我就跟一般人一樣，為生活打拚的辣媽。

當初的隨口一說，竟真罹患血癌

然而，這種「平凡」在二〇一八年就被「癌症」打破了。

某天發現腿上莫名出現的瘀青沒有消退的跡象，再加上生理期的不尋常症狀，前往婦產科檢查，醫師也說是壓力導致荷爾蒙失調，回到家服藥後症狀依舊。

「該不會是血癌吧？」我坐在客廳，漫不經心地隨口說。

雖然只是隨口一說，我還是在隔天去醫院驗血，沒想到居然被我這個烏鴉嘴給說中——我罹患了「急性骨髓性白血病血癌」。

「我不想住院！我才四十七歲，還不想死啊！」得知結果的當天我就住進醫院，這一切發生得太快，萬千思緒湧入腦海，情緒也一股腦地湧上來，就這樣在火鍋店裡對著先生崩潰大哭兩個小時。

積極面對化療，雙腿感染引發敗血症

當時面對化療的未知，感到十分擔憂，但是看見隔壁床的癌友推著化療點滴架走來晃去，神情輕鬆，心想：「化療也不過爾爾吧！」只要我努力捱過這幾次的化療，一切就會回到原軌。

抱持著赴戰場的心情，積極面對所有的治療，沒想到更大的災難就在前方。

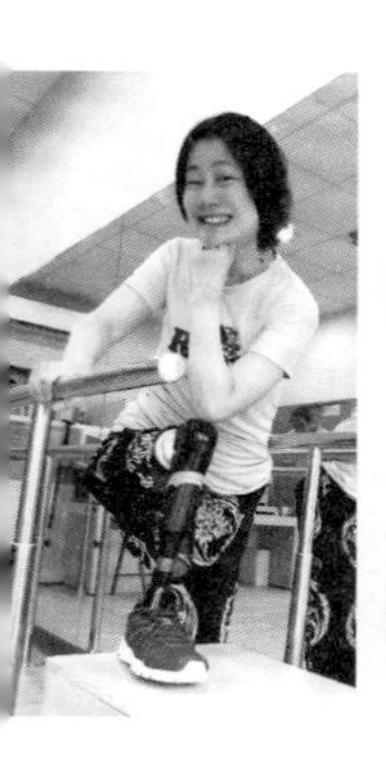
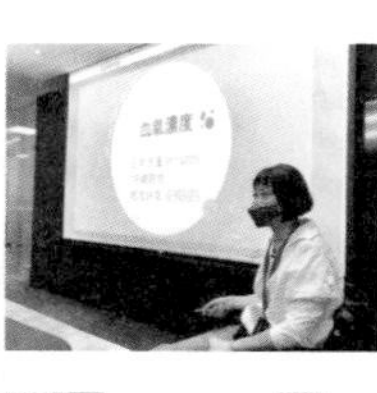
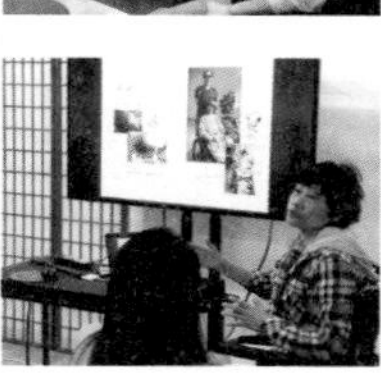
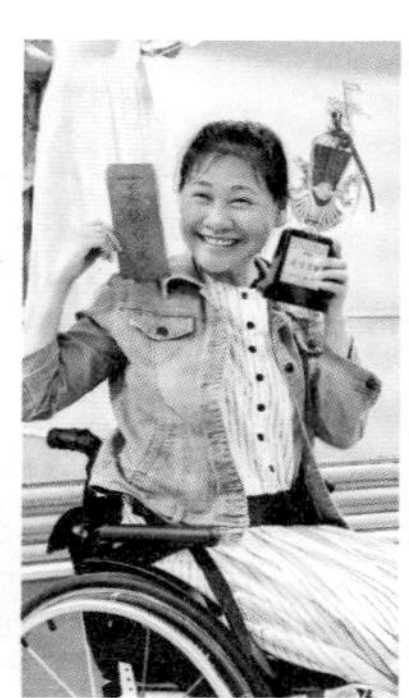

1、即使一雙鋼鐵腳，也要翹腳擺 Pose。
2、企業講座，喘咳沙啞喉嚨痛，康復方式一次懂。
3、與血癌病友們大力分享經驗。
4、就愛唱囉！

化療的第三天開始發高燒到四十度、小腿紅腫疼痛，幾乎無法彎曲，意識開始漸漸消失到昏迷，一連串的緊急治療後，結果竟是雙腿感染極惡毒且少見的嗜水性產氣單胞菌，導致壞死性筋膜炎，迅速從小腿感染到大腿，引發嚴重的敗血症，雙小腿需要截肢。

「妳願意開刀嗎？」醫師轉而詢問昏迷中的我。

「YES！」我微睜雙眼，虛弱地回答。

就這樣，在這個夜晚，我被推進了開刀房，開著成功率只有百分之三的雙膝上大腿截肢手術。

既然遇到了，就要去面對

不知道過了多久，我睜開雙眼慢慢環視四周，意識逐漸回籠，想要動一動雙腳，卻感覺不到以往自由活動地雙腿，全身被五花大綁，只能奮力抬起頭，用餘光撇向雙腿的位置，只見原本應該隆起的棉被，只剩下一片平坦。

「我好像截肢了……。」雙眼眨了又眨，不敢相信眼前的一切，究竟是真實還是夢境？對於我時時刻刻趴趴走的性格，現在沒有了引以為傲的大長腿，我該怎麼辦？

一向樂觀正向的我，終究還是想不開：「為什麼是我遇到這種事？」越想越難過，趁大家不注意時，使力咬舌，引起呼吸器警報狂響，不僅沒有達成目的，還讓護理師們集體豎起警戒。

接下來的日子被綁在床上，動也不能動的日子實在太難過，多虧自己正向的性格，沉靜之後，想著：「現在問上天也沒用，既然遇到了，那就去面對，我可是辣媽欸！」乖乖配合所有治療，最終解除約束，轉出加護病房了！

出院當即，竟又罹患大腸癌

切除了雙腿後，仍然接續五次化療，緊接著進行骨髓移殖，重建造血系統，一切的進展都相當順利，緊接而來的出院日，卻沒想到……。

在出院當日，等待辦理出院手續之時，突然一陣腹痛，接著狂瀉不止，以為是因為骨髓移殖後的急性排斥，還沒有踏出醫院大門就被拉去做檢查，接著又是抽血、X光、腹部超音波……。

「檢查結果怎麼樣？」護理師一臉面有難色，欲言又止。

我心中燃起一股涼意，腦袋昏昏脹脹，只聽見「大腸有五公分的惡性腫瘤，是大腸癌。」

彷彿是一齣八點檔，這才經歷過一場狂風驟雨，老天這個編劇就迫不及待撰寫下一幕高潮迭起的劇情，忍不住在先生的懷裡放聲大哭：「為什麼我這麼努力想活著，還是不讓我活下去？」

「我們就哭十分鐘，十分鐘之後就開始積極治療，好嗎？只要跟上次一樣直球對決，就可以過關斬將的！」聽完先生的安慰，我擦乾眼淚，將不服輸的心情化為越挫越勇的動力，遵從醫囑，安排手術切除腫瘤、做滿十二次的化療，一步步走向痊癒的康莊大道，現在我已經結束治療五年了！

創立「短腿千千」，用自身經歷鼓勵他人

「看見妳現在過得很好，也鼓勵了我！」

「請問怎麼樣才可以像妳一樣堅強？」

「從粉專得知妳是呼吸治療師，可以請教妳心肺、呼吸相關的問題嗎？」

經歷罹癌、截肢又罹癌，我並不是一直如此堅強，多虧先生這一路走來在身旁的陪伴，在我危急之時，拚命尋找資源；在我沮喪之時，陪我哭泣、給我力量，才讓我擁有如此堅強的內心，對抗癌症。

在歷經這場豐富的旅程後，創立「短腿千千」的粉絲專頁，希望可以分享自身的經歷，去鼓勵正深受徬徨、無助所苦的病友或截肢的朋友，也運用自己呼吸治療師的身分，推廣呼吸治療相關知識，幫助肺部有復健需求的人。

我從來沒有想過，自己的文字可以帶給大家這麼多的力量，當我的私信收到一篇篇的留言時，心中充滿感動。

現在，我已經和「短腿」和解，參與了許多輪舞的義演活動，接下來我也會帶著「短腿」勇敢邁入人生的下一段旅程。

10

戰勝癌症的擺渡人

癌症不是病，是種磨難，是個啟發，是改變的力量。

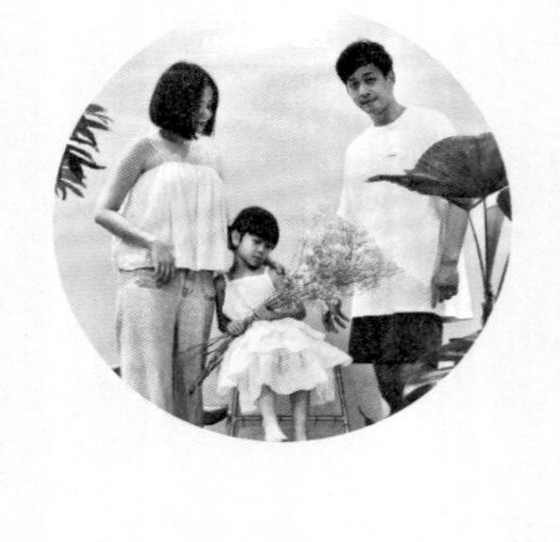

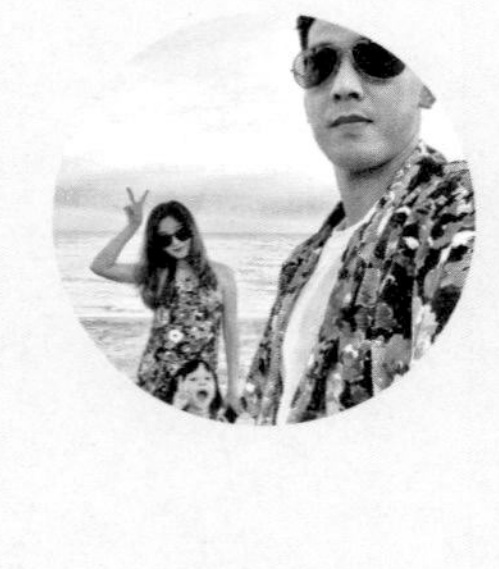

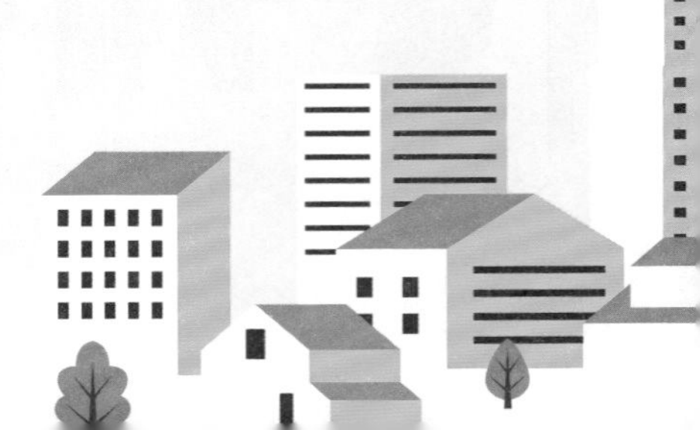

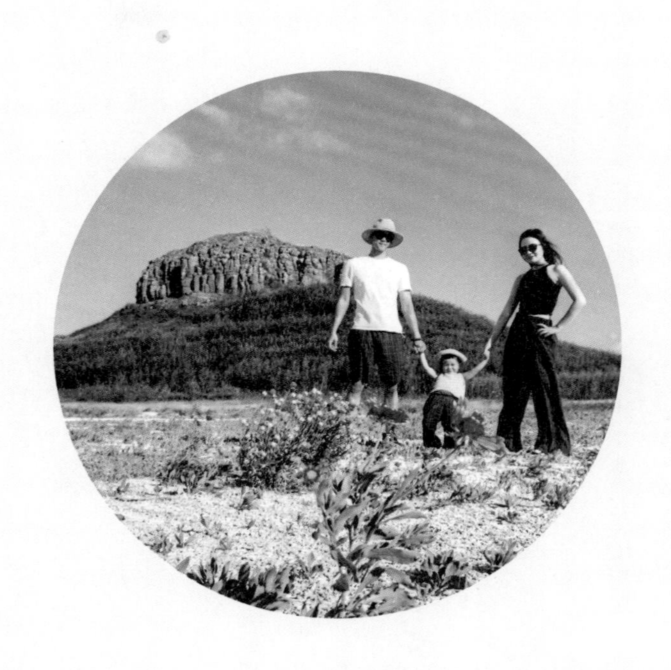

鄭名威

肝上皮細胞癌

診斷時間：2018年11月

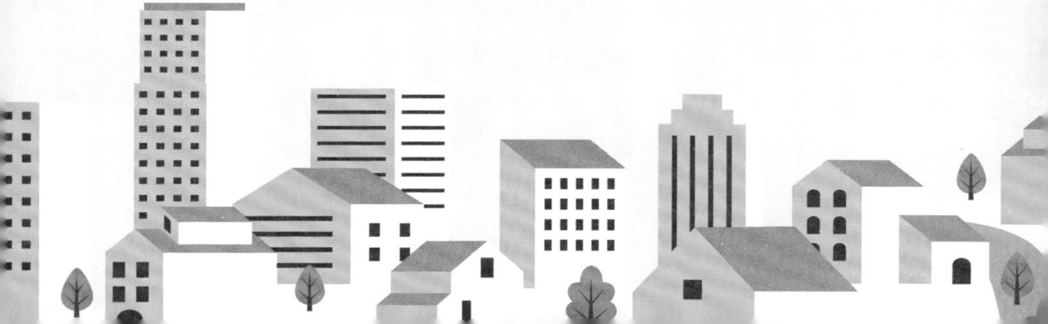

大家都說三十而立，而我是三十而「慄」。這一年我買了人生第一台車、和老婆創業開旅行社、心愛的女兒出生，也是這一年，檢查出了六公分的腫瘤。

從小生長於破碎家庭，自從知道確診癌症後，我抱著才六個月大的女兒痛哭，深怕自己倒下，讓這噩夢延續到下一代。

活著破產，放棄等死？

我住在澎湖，在離島醫療資源缺乏的考量下，決定回到本島接受手術治療，鼓起勇氣做切肝手術。躺在加護病房裡，感官放大到極限，手裡的嗎啡幫我撐過了每一次劇烈的抽痛，我努力復健，就是想要早日出院抱抱心愛的女兒，出院後兩個月，傷口都尚未癒合，癌症居然復發了……。整個肝已經瀰漫了幾十顆大大小小的腫瘤，醫院的醫師紛紛搖頭表示無能為力：「惡化會很快，大概只能活半年。」

猶如世界末日來臨，內心與身體皆受到巨大的打擊，但在老婆的鼓勵下，我決定再拚一次，轉到台大醫院歷經兩次栓塞手術與自費免疫治療。

身體承受不停的痛苦，心理也承受著「活著破產，放棄等死」的抉擇。當時自體免疫治療每個月需自費二十萬，若要做足兩年的療程，就要四百八十萬，沒房沒保險沒長輩幫忙的我，忍不住跟老婆說：「我不要做了，我不能讓妳們母女倆背債務，如果我走了，妳們要好好的！」

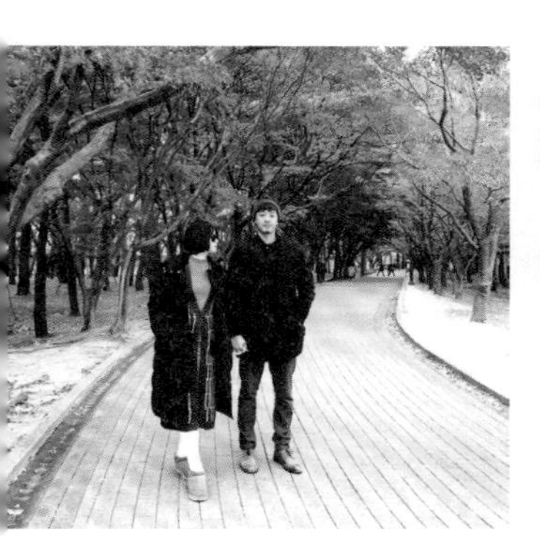

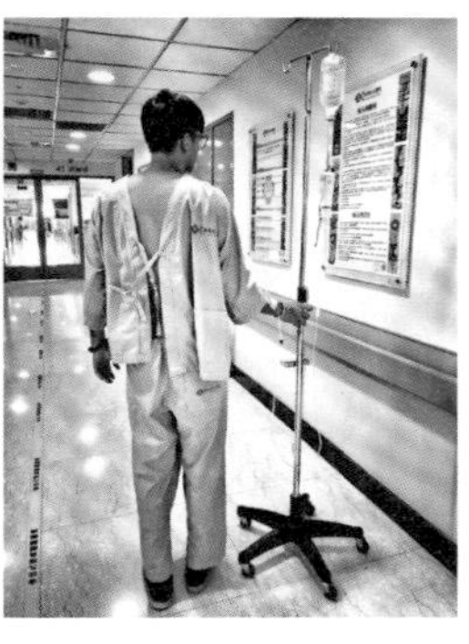

1 2

1、30歲那年是美好的一年，與懷孕的老婆出國旅遊，當了父親、開了公司、買了車子。

2、30歲這年，我罹癌了、開刀了、復發了、被醫生放棄了，活著都是種奢望。

多虧台大邵醫師聯繫了社工，在她們的幫助下，我們接連得到基金會與社會善心人士的幫助，讓我可以繼續治療。免疫治療的效果極佳，腫瘤逐漸縮小，一年半以後，各項檢查結果均正常，癌症終於穩定控制了！

妻子與女兒，是我堅持的動力

自從發現腫瘤，每天不斷被情緒反噬，以往和老婆、女兒的開心時刻，都會在睡前轉化成無盡的難過。

「我可能活不久了。」這個念頭反覆盤旋在我的腦海中，逐漸淹沒我。是妻子的陪伴，是她堅持不懈、瞞著我向銀行、親友借錢，也要讓我繼續治療，讓我終於轉念，把腫瘤當作是一個以悲傷、難過、害怕等情緒作為養分的生物，開始武裝自己、拋棄負面情緒，勇敢向它宣戰！

到現在，我暫時贏得了這場戰爭。

讓我贏得這場戰爭的功臣，除了專業的醫療團隊之外，還有我的妻子。在抗癌期間，我老婆報名了癌症飲食班，學習了許多營養學知識和癌友的飲食控制等課程，現在也會教導需要的癌友和照護癌友的家庭，關於癌症相關的飲食知識。

另一個影響我最深的是我的女兒。

「爸爸，你們以前為什麼不要我了？」在女兒學會說話沒多久，聽到她這麼問，不禁讓我流下淚來。她才六個月大就與父母分開，與外公、外婆生活，在兩歲時才回到我們的身邊，我很遺憾錯過了與她相處的時光。

二〇一八年切肝手術，二〇一九年栓塞手術，那時間的我手無縛雞之力，完全不能提重物，最害怕聽到女兒說：「爸爸抱抱！」當時最想做的事就是抱抱我女兒，如今癌症已經獲得控制，平時也藉由運動來強健身體，女兒已經可以時不時要求抱她，我再也不用拒絕她了！

與癌症的戰爭是持久戰，對女兒的愛更加督促我努力控制飲食、維持運動習慣，繼續抗癌。

離島醫療資源不足，用親身經歷幫助癌友

在這兩年的穩定期裡，我們夫妻倆鑽研了許多肝癌相關知識和鄰居、朋友分享，促使許多人開始定期做肝炎檢查與改變飲食、運動習慣，用我的親身經歷，幫助許多人實質預防肝炎、肝癌，讓他們不要再走我的路。

我有一位鄰居罹患脂肪肝，一向不愛運動且不重視飲食，我將妻子做的湯品與運動習慣分享給他，讓他成功逆轉脂肪肝的威脅；而我的哥哥近年都在中國大陸教書，因疫情多年沒有定期檢查，今年檢查發現有十公分的肝腫瘤，在積極治療與我的經驗分享下，目前恢復良好。

1、囍字窗，罹癌是個禮物也是件囍事，讓我真正認識自己，學會珍惜。
2、罹癌後，生活改變最多的是開始堅持健康均衡的飲食。
3、親愛的女兒五歲了，代表我抗癌五年了，我會繼續努力下去。
4、曾經無法陪伴女兒，現在只想天天陪伴著她，陪她長大是我小小夢想。

尤其澎湖是國內肝病、肝癌的「重災區」，但當地沒有任何癌症相關基金會或組織，離島的癌友們大多都是隻身奮戰，因為保守的民風讓他們不願意站出來，讓社工單位錯失幫助的介入時機，甚至有些癌友們不知道相關的社工管道和社會資源。

澎湖的「萬海航運慈善基金會——安心醫泊計畫」，提供重大傷病轉診就醫輔助，我就是這項計劃的第一位受惠者，我希望可以整合相關資源，幫助澎湖地區的癌友協助申請相關的急難救助。

接下來的人生，我會成為一名擺渡人，分享我的抗癌經驗，鼓勵癌友。

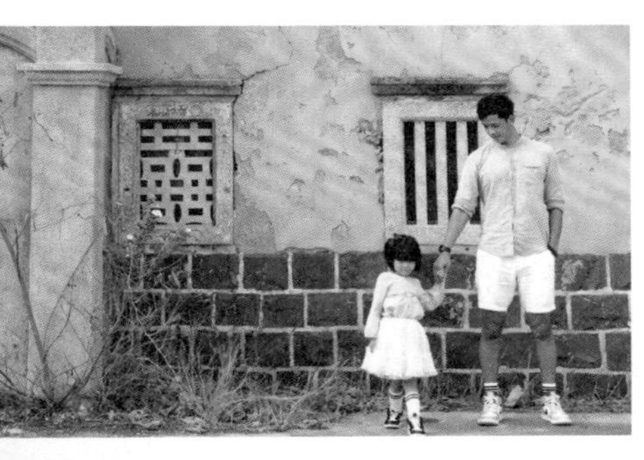

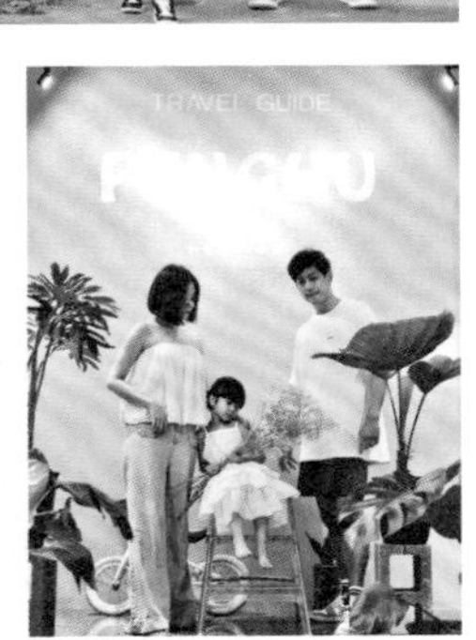

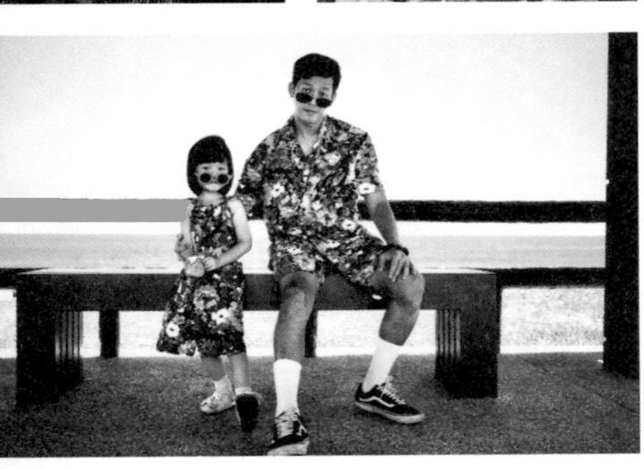

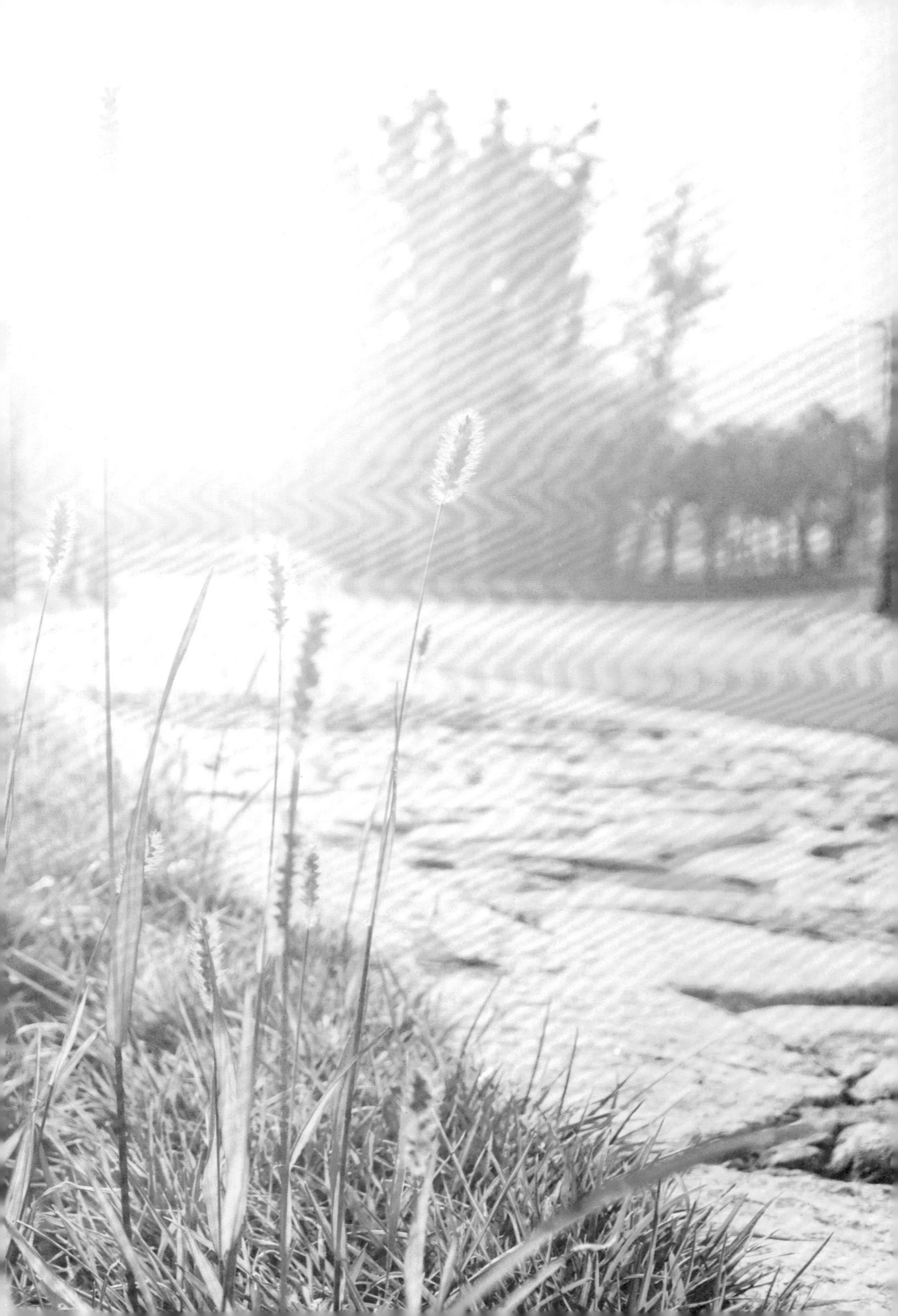

〔專家篇〕

癌後回歸「心」生活

面對癌症，如何與之和平共存是許多癌友一生的課題。獨自面對癌症帶來的身心衝擊並不容易，很多癌友選擇把心理上的焦慮、低落獨自往肚裡吞。透過專業心理師的介入，加上從飲食、運動方面入手，找出面對疾病的方式，讓癌友更有勇氣面對癌後的新生活！

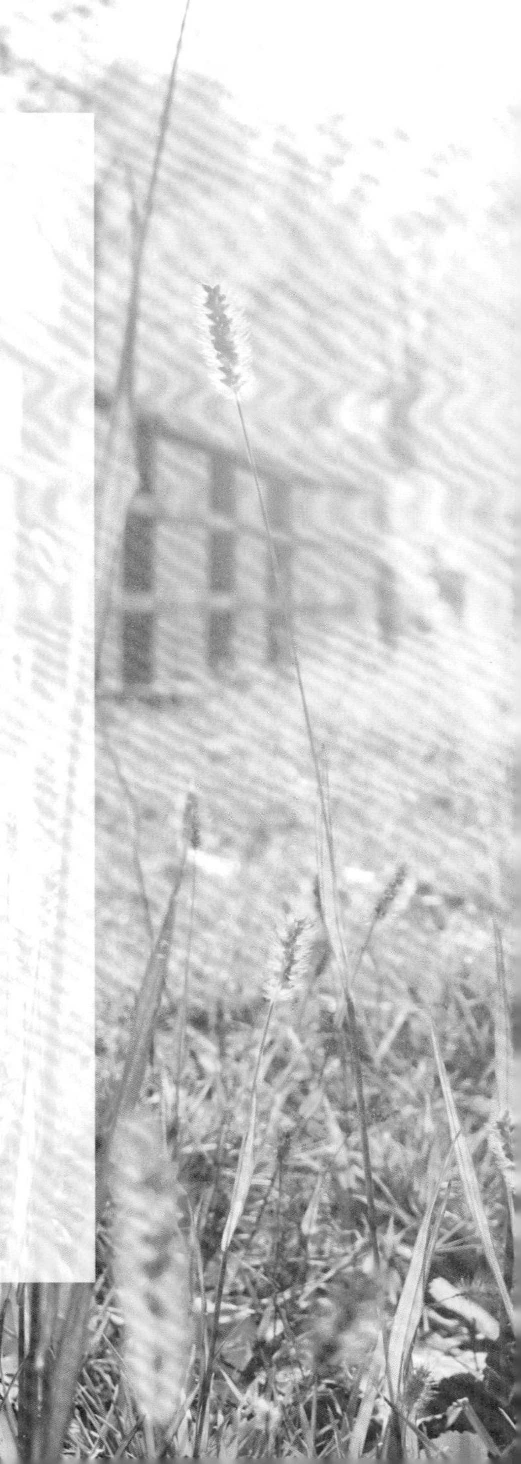

前言

「與癌共存」的生存之道 肯定勇敢抗癌的自己！

諮詢專家／台灣癌症基金會護理師 曾雅欣、張維純

撰文／謝懿安

從被診斷出罹癌的那一刻起，就得經歷各種挑戰，在抗癌的路上，癌友會面臨許多身心上的改變與影響。有些可能外觀可見，有些則只有自己知道，無論是哪一種，癌友們都在經歷後學習如何適應改變後的狀態，找尋自我認同，重「心」再出發！

掉髮、嘴破、外觀改變，常見的癌症治療副作用

癌症治療的常見方式，包含傳統治療中的化學治療、放射線治療、手術治療，以及個人化精準治療的標靶藥物、免疫療法等。根據癌別、期別與治療方式的不同，對生理造成的影響也有所差異，常見的狀況如下：

一、**皮膚不適**：部分標靶藥物會造成皮膚不適，例如肺癌患者若是服用標靶藥物，手指與腳趾容易出現甲溝炎、臉部則可能有丘疹等。以甲溝炎為例，會造成腳趾疼痛，嚴重時可能會影響行走。

二、**外觀改變**：當需要手術切除腫瘤時，對於外觀也會造成直接的影響。舉例來說，造成口腔癌病人的臉部結構改變；頭頸部的組織在放療後，容易出現纖維化，影響咀嚼或頭頸部的關節活動；乳癌病人可能會面臨需要切除乳房；大腸癌病人則可能需要放上人工造口等。

三、**免疫反應**：長期的免疫治療可能也會對身體造成改變，例如影響內分泌、荷爾蒙的正常運作，出現甲狀腺、腎上腺相關的疾病。也可能會出現自體免疫方面的疾病，如乾燥症、乾眼症等，因此在治療後也需要定期追蹤相關指數。

四、**認知障礙**：常聽到的「化療腦」，在學界又稱「化療後認知異常」，會在化療後有類似腦霧、記憶力減退的狀況，或是因為放射線治療腦部腫瘤，可能會增加未來失智症的風險。

五、**荷爾蒙變化**：婦癌常會因為手術後摘除卵巢，或是需要服用荷爾蒙藥物，導致更年期提早到來，容易有盜汗、睡眠品質不佳、情緒波動起伏等狀況。

六、**癌疲憊問題**：癌症治療結束後，患者可能會感到持久的疲憊、虛弱、精神不振或身體功能下降的情況。癌後疲憊可能會持續數月甚至數年，影響患者的日常生活和生活品質。這種疲憊感不同於正常的疲憊，即使透過休息和睡眠充足，也可能無法緩解。

遇到治療不適別怕！透過跨專科醫療團隊的幫忙，減緩副作用與不適

癌症治療期間與康復期，常有前述常見的身體變化，但隨著治療方式不斷進步，不用過度害怕，找尋信任的醫療團隊、專業治療的協助，並盡量降低治療的副作用與不適。

舉例來說，在乳癌的治療上，相較於二、三十年前可能需要切除全乳，到現在精準治療的進展，有機會透過標靶藥物、化療藥物，先讓腫瘤縮小，再進行局部切除，降低對外觀上的改變程度。又或是達文西手臂的出現，有機會減少大腸癌手術對大腸功能性的影響。

肺癌病患常因標靶藥物治療而有甲溝炎的困擾，可以透過同步會診皮膚科、整型外科醫師，利用藥物緩解不適，並定期修剪指甲，盡量降低對日常活動的影響，讓癌友可以多多享受戶外活動。

頭頸癌、口腔癌的病友，因放療容易造成頭部肌肉纖維化，進而影響口腔、頭頸部的關節與肌肉活動度，此時可以及早尋求復健科的幫助，降低治療後對進食、咀嚼、轉頭等日常功能影響，維持術後的生活品質。

另外，關於癌後疲憊問題的處理，因涉及營養、運動、心理調整和社會支持等多面向，應

鼓勵病友以更全面的方式來應對，包括適度運動、均衡飲食、良好睡眠、心理健康照顧和社會支持。重要的是，在醫療專業人士的指導下，根據自己的狀況制定適合自己的解決方案。

找到接受自己的方式不心急，尋找支持團體陪伴不孤單

「為何我會變這樣？」、「眼前這個人還是我嗎？」、「我是不是沒有價值了？」、「別人會怎麼看我？」在生病那一刻，各種負面的聲音與情緒，像暴風一樣席捲上來，即便治療結束後，仍然有很多不可逆的生理改變跟著自己，心理的衝擊與壓力也十分巨大，最常見的包含自我認同的建立，以及親密關係的調適。

臨床上就常遇到女性癌友，因為罹患乳癌、卵巢癌，面對治療需要切除乳房或是切除卵巢，很多人常有「自己不再是完整的女人」的想法，尤其對於正處於適孕年齡階段的癌友，被告知術後無法懷孕，對自己的人生定位也頓時失措。

另外，口腔癌的病人在術後可能因臉部結構明顯改變，難以接受自己長得不一樣，同時也要面對周遭人的異樣眼光，進食也會受到影響，只能攝取流質的食物。這些改變容易讓癌友出現社交退縮的狀況，甚至產生憂鬱、沮喪等低落情緒。

親密關係也是癌友常碰到的難題。許多癌友因為自己身體上的改變（如乳房變化、需要建人工造口等），影響對自我的認同，以及與另一半的溝通。

癌疲憊也是康復期病友們常見的挑戰，長期的癌症治療可能會削弱身體的活力，讓平常熟悉的工作變得吃力。在回歸職場時，要面對長時間的工作和壓力，這可能會讓疲勞感倍增，影響工作效率。

不管是不是病友，其實每個人都一樣，都有生命無法控制的部分，能掌握的都有限。**先給自己足夠的時間去調適、摸索，找到適合自己的方式去接受，不必與他人比較。雖然知道只有自己才能幫助自己，但是當身心的苦難難以獨自承受時，善用專業團隊與社會資源，尋求支援。**

作為醫護人員，我們會試著去傾聽、陪伴，鼓勵癌友把恐懼與不安訴說出來，並慢慢引導他們，相信這份努力是充滿價值的！病友團體也是一個很好的管道，病友們能互相鼓勵、支持，透過過來人的經驗分享，增加抗癌的信心和勇氣，建立自信，以順利邁向康復回歸生活。

台灣癌症基金會有由腫瘤科醫師、護理師、營養師、社工師及心理師組成的專業團隊，提供醫護諮詢、營養指導、心理諮商，同時辦理系列的身心靈康復課程，癌友們可善加利用。

過程中學習正視自己每個階段的感受，試著向信任的親友、醫護團隊表達出來，是自我接納的重要關鍵。從心開始面對自己，要相信你有幫助自己跳離泥沼的能力。

學習愛自己、接受自己，才是美的新定義！

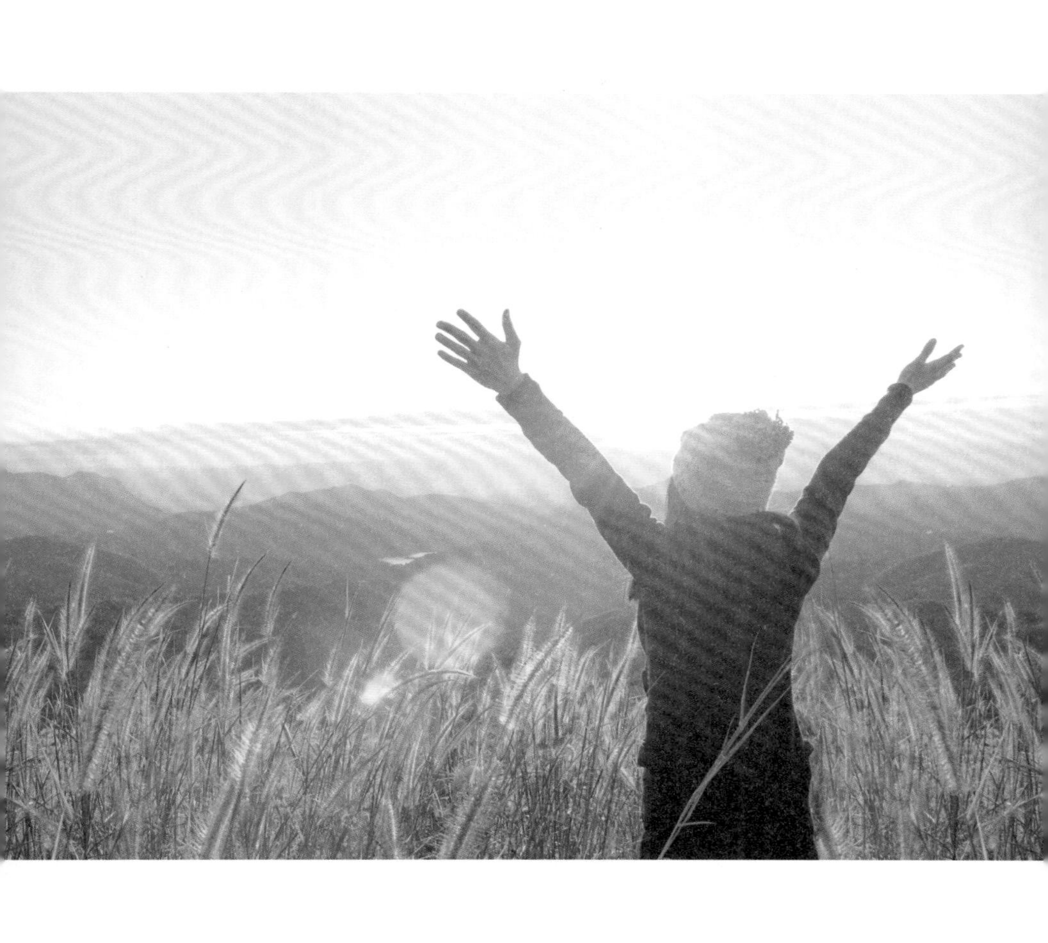

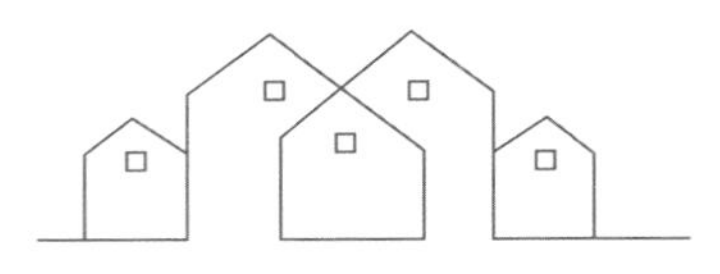

Part 1

回歸健康日常 重拾美麗自我

乳癌病友小徐過去是典型的自信女性，罹癌前工作表現出色，生病期間治療、回診及住院，都是自行駕車往返，從不麻煩他人；參加病友團體活動，她總是最準時到場。與前夫離婚多年，小徐勇敢踏入另一段感情，男友也總是在旁悉心陪伴。

然而，一直擁有高度自信的小徐，因為手術切除乳房，在與男友發生親密關係時，心裡總是還有障礙。雖然男友表示自己並不在意，仍會愛著小徐，兩人關係不會因此改變，但小徐卻在這時意識到，治療帶來的外觀改變，已經對自己的身心造成影響。

「我是不是變得不再美麗了？」小徐因此心情低落，她發現自己情緒上的問題，主動向社工求助，並接受建議，開始接受一對一心理諮商。雖然曾因化療而一度暫停，至今也完成了八次諮商，讓她慢慢走出對親密關係的不安，與男友的關係也開始有了轉機。

外觀改變是癌友治療時常面臨的困境，乳癌病友常因治療需要切除乳房，頭頸癌癌友面臨顏面外觀改變，各癌別的癌友也常因化療而出現落髮等副作用。外觀的改變常讓癌友失去信心，甚至懷疑自己是否還能再愛人或者被愛……

01 面對癌後改變的心理調適

撰文／國立臺中教育大學諮商與應用心理學系助理教授
方嘉琦

「我已經康復了，但是心裡還是有很多失落。」許多病友常會這樣說。癌友在康復後，因為生理上的改變，對心理狀態也會造成重大影響，**找出心理問題並正視它，才能調適並重建健康的心理。**

我瞭解我自己嗎？

癌友面對癌後造成身體與外觀上的改變，心理上可能會面臨以下的問題：

一、**影響自尊心與自信心**：癌友可能會感受到身體上的變化，進而影響了自尊心和自信心，尤其是與外貌相關的改變，例如：乳癌病友乳房切除、頭頸癌病友面容改變等。

二、擔心他人的看法：擔心治療過程造成的變化，會影響社交生活和人際關係，進而感到焦慮。

三、常會覺得哀傷和憂鬱：因身體狀態無法像以前一樣而感到哀傷，這樣的情緒很容易影響康復後的生活品質。

四、面對社交場合深感壓力：因為擔心他人對外貌或身體改變的看法，選擇避免出現在社交場合，也因此感到孤獨和孤立。

五、不知道如何適應新的身體狀態：即便康復了，仍會陷入對身分和角色的重新思考，也不確定該如何適應新的身體狀態，開始對自我認同與定位感到質疑。

六、擔心與另一半的親密關係：身體變化影響性和親密關係，因此面對身體形象、自信心和性生活等方面產生焦慮。

七、擔心治療後的副作用：包括長期健康問題、再次罹患癌症的風險，以及治療對身體的影響。

八、對自身狀況的控制感降低：常感到無助和無能為力。

我想恢復自信！建立健康心理的調適策略

身體的任何變化，都有可能對患者的心理狀態產生負面影響，此時建立健康的心理調適策

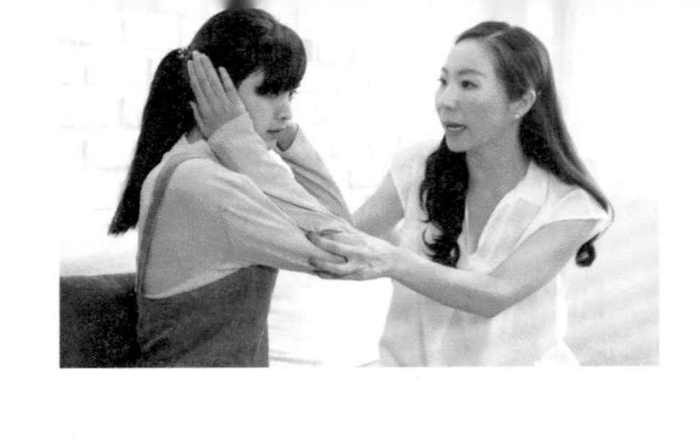

略至關重要，良好的策略有助於患者恢復信心、積極面對生活，並提升生活品質。

重建心理健康，可以採用以下幾點建議：

一、接納不同階段、不同狀態的自己

這並非意味著要忽視自己的感受或壓抑自己情緒，而是希望癌友可以理解身體外觀改變，是治療過程的一部分，並不是自身的錯誤。接受這個現實是建立健康心理的第一步。

接納自己的過程需要一段時間，學習接納自己的各種狀態，有助於減輕焦慮和沮喪感。

二、尋求支持：

不要害怕尋求外界支持。和家人、朋友或心理師分享自身的感受和擔憂，能夠幫助我們釐清情感，並且獲得支持和鼓勵。參加癌友支持團體也是一個不錯的選擇，因為我們可以與有類似經歷的人分享和交流，彼此之間也可以產生同理與支持。

三、透過健康的生活方式自我照顧：

身體外觀的變化應該伴隨著更多的自我照顧。培養健康的生活方式，確保自己有足夠的休息時間、飲食均衡、定期運動，並遵循醫師的建議。通過健康的生活方式，增強自信和心理抵抗力，你可以重塑自己的身體形象，並找回自信。

對於癌友來說，外觀上的改變是最直接的感受，也是讓自信心低落的重要因素，以下是關於外貌改變的應對策略：

一、頭髮脫落後新生的面容：

在經歷頭髮脫落後，如果還不能適應少量新生的頭髮，可以嘗試戴假髮、頭巾或帽子，減少直接看見自己缺乏自信的地方，以減輕負面自我意識感。另外，保持頭皮清潔、對頭髮進行輕柔的按摩，有助於促進頭髮再生。

二、體重波動：

無論體重增加或減少，都可以建立健康的飲食和運動習慣，有助於維持身體健康，也可以主動尋求營養師的建議，制定適合自己的飲食計劃。

三、疤痕和皮膚變化：

保持患處清潔，並按照醫師的建議進行照護，也可以諮詢專家使用適當的護膚品，改善皮膚狀況，並增強自信心。還可以參考相關醫美療程，幫助改善疤痕問題。

四、心理肌肉的提升：

◎正向思考：培養積極的思維模式，覺察與感謝生命中的美好事物，培養樂觀的態度。

◎冥想和放鬆練習：冥想和深呼吸可以幫助減輕焦慮和壓力，提升心理健康。

◎接納負面情感：不要壓抑負面情感，允許自己感受悲傷、沮喪或焦慮。這些情感是正常的，接納它們有助於釋放內心的壓力。

從藝術治療發掘自我

當癌友面對身體外觀的改變，或許可以嘗試透過藝術治療方式，來重新建立自我的形象。通過繪畫、雕塑、書寫、舞蹈等藝術形式，表達自我的情緒、憂慮和挑戰，幫助釋放壓力與心靈上的解脫，也可以透過藝術創作，重新塑造身體形象，幫助提高對自己的接受度。

藝術治療可以激發創意，幫助找到新的方式來表達自己，發掘他們的內在能量和力量。藝術治療提供一個安全、表達自我的空間，幫助病友處理情緒，改善心理健康，克服身體意像改變帶來的心理挑戰，重新建立對自己的認識和身體形象，促進身心康復和健康成長。

我們需要要理解的是，不要因為身體外觀上的改變，而去定義自己的價值。應該以積極的方式來看待這些改變，在癌後的旅程中，重新學習理解和接受自己身體外觀或心理影響的改變，接納並自我肯定，我們仍然是一個獨特且有價值的個體。

02 罹癌也能很美麗　用更美的樣子新生

諮詢專家／安德森整形外科診所院長　鄭明輝
採訪・撰文／吳孟瑤

「想讓自己變美麗」已是不分時代、性別以及族群，癌友們也不例外。隨著標靶藥物開發、免疫治療的進展，以及各種新藥不斷進步，癌友們有了更多存活時間。因此，如何面對外觀變化，「罹癌也能很美麗」成了癌友在回歸生活路上，開始思考的課題。

對於完成療程、準備新生的癌友，目前有哪些常見的醫學美容選擇？

欲做侵入性醫美，先留意白血球、血小板數値

常見的醫學美容療程，大致可分成「侵入性」與「低侵入性」兩類，侵入性療程包括隆乳、

抽脂、隆鼻、眼部整形等手術式美容；低侵入性療程則包括像雷射光療、電波拉皮、微整形注射、藥妝品、SPA塑身等非手術式美容。

針對已完成療程、治癒後的癌友，基本上低侵入性療程隨時都可以進行，但如果是**侵入性療程，就必須先留意癌友本身的血小板、白血球數值，尤其在化療之後，若白血球低於三千，開刀感染的風險便會提高，通常會建議化療結束至少休息一到三個月，且抽血檢查白血球數值正常，再來施作比較好。**

如果是侵入性的手術療程，建議術後增加蛋白質的補充，加強補充大概一到兩週即可；如果是做低侵入性的項目，則維持一般正常健康飲食原則（如多吃蔬果、原型食物等）即可。

美化、淡化術後疤痕的七種方法

手術疤痕，是每位癌友勇敢戰鬥、堅強重生的光榮印記，有些人會選擇留下它，有些人則選擇「美化」它。目前常見的美化、淡化疤痕方法大致可分為七種，建議癌友們可依個人手術狀態和體質，與醫師討論最適合的照護方法。

一、按摩

當傷口癒合，輕輕按壓不會感到疼痛時，就可以開始做按摩。建議以指腹按壓，順著疤痕以同方向按壓的方式來按摩，有助促進傷疤周圍的血液循環，使疤痕組織軟化，每天早、

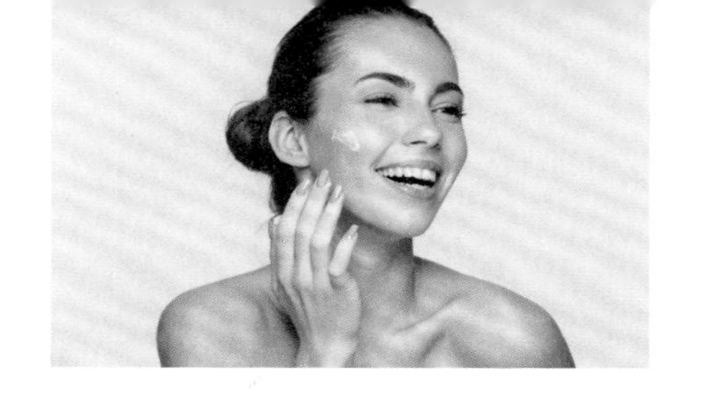

晚各做十五至二十分鐘。記得按摩時避免過度用力或來回搓揉，以免破壞疤痕組織的平整。

二、雷射美容

如果非常在意疤痕顏色或輕微突起的問題，可以在手術二至四週後，待傷口皮下組織癒合得較好時，請醫師評估是否適合透過雷射治療來淡化疤痕，雷射能幫助改善皮膚和疤痕色差較大的問題。

三、肉毒桿菌液注射

肉毒桿菌能抑制發炎細胞的生長素，施打於疤痕周邊的肌肉，經過一至三次的治療，疤痕會變得較細、顏色較淡。如果覺得疤痕太明顯、不美觀，便可考慮在手術後的二至三週內注射肉毒桿菌液，以減少疤痕組織變肥厚、寬或扭曲的機率，只是這項療程雖然效果好，費用相對也較貴。

四、美容膠帶

美容膠帶通常在手術後就會開始貼，黏貼時注意膠帶方向最好與疤痕垂直，但疤痕較長時，則改貼平行方向會較省時間。通常建議至少貼半年至一年，每兩天更換一次，有脫落或髒汙就要換新。可利用沐浴後較容易撕除，減少撕膠帶時疤痕被牽引、拉扯而變形。若體質對膠帶過敏，可購買嬰兒用的透氣紙膠，或諮詢整形外科醫師是否有抗敏替代品，或改擦疤痕軟化凝膠。

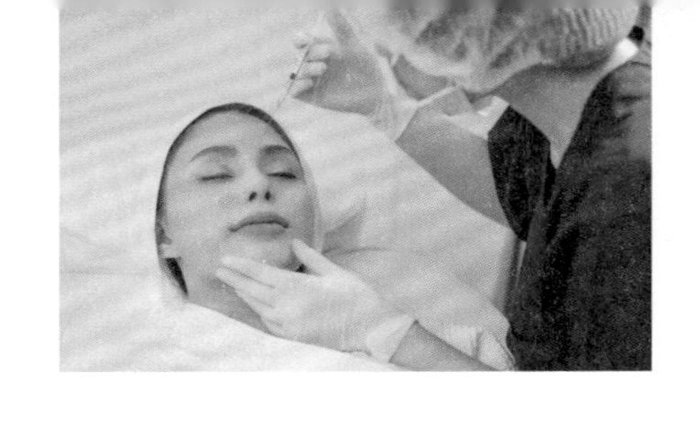

五、疤痕矽膠片

矽膠片的材質比美容膠帶好，可重複使用，直接覆蓋在疤痕上，再加上膠帶加壓以免滑落。每天洗澡時拿下來，用清水沖洗一下，等皮膚擦乾即可再貼上，約一個月換一次新片即可。目前醫療院所開立的多為美容膠帶，若想改用疤痕矽膠片，建議可先諮詢醫師。

六、疤痕凝膠

疤痕凝膠的功能與美容膠帶和矽膠片相似，但使用後的活動性較佳（適用如手腕或關節等處）。塗抹前先清潔疤痕表面、擦乾，取適量凝膠「順著同一方向」塗抹，靜待幾分鐘形成一層保護膜即可，切忌來回塗抹或搓揉，避免破壞疤痕組織，建議早、晚各塗一次。

七、除疤修復手術或類固醇注射

如果因為體質關係，傷疤出現組織肥厚增生的情況，建議及早尋求整形外科醫師協助治療。如需採用手術方式來修復，醫師會在疤痕位置做疤痕放鬆術及Z整形術，術後依照前述幾種方式來照顧疤痕，才能達到預期的美觀效果。但如果是蟹足腫體質，則只能保守處理，可以施打皮下類固醇（通常是 Kenacort），且因打類固醇時會很痛，通常還會混合止痛藥（常見是 Xylocaine），約一個月打一次，共需施打三次。

乳癌患者，可以考慮「預防性切除」和「乳房重建」

對於乳癌患者來說，「乳房重建」除了美觀，預防性乳房切除，能減少乳癌復發的機會，特別是對側乳癌。當一側乳房發生乳癌，對側乳房再發生乳癌的機率是百分之二，相較一般乳癌發生率百分之〇．〇七（相當於十萬人當中有七十位會發生）已高出許多。

尤其現今乳癌可說是一個可治癒的疾病，早期乳癌的五年存活率已超過百分之九十，但切除一邊乳房卻沒有做重建，除了生活上較不美觀、不方便（如穿衣服、去社交場合等），若不同時切除另一邊乳房，還會增加對側乳癌的發生機率。因此會建議乳癌病人可以評估考慮做「預防性乳房切除」，對外觀比較在意的癌友可以再考慮「乳房重建」手術。

如果是〇到二期的乳癌患者，可考慮做立即性重建，也就是直接和切除手術一起進行。三期的病人，若已決定要做放療，則建議先不要急著做重建手術，待放療完三個月後再做即可。尤其放療就像把乳房放到微波爐微波，治療後會脫水纖維化，導致乳房變得較硬、挺，皮膚變較黑，乳頭、乳暈的位置也會因為疤痕攣縮而嚴重變形，使兩邊乳房看起來不對稱，此時乳房的重建也是可以考慮的選項。

過去面對癌症，不少人可能只想著能保命就好，其他不敢多想。**隨著醫療進步、癌症治癒率提高，透過一些醫學美容療程或整形專科技術，一樣可以讓癌友們「美美地」回歸正常生活，幫助病友找回外觀上的自信，是幫助癌友回歸生活、建立信心的強力外援。**

03

重拾美麗新自信　癌後的皮膚保養

諮詢專家／林口長庚醫院皮膚部主治醫師　吳吉妮
整理．撰文／許佳琦

對許多癌症患者而言，康復後最重要的事情就是回歸日常，重拾對生活的熱情與自信。然而，癌症的種類與治療方式不同，會導致不同程度的後遺症。在康復初期，癌友們可能依然會面對不少皮膚問題，需要特別注意與處理。

癌症康復後，留下的皮膚後遺症

前來皮膚科看診的癌後病患，大部分以女性為主。在台灣，女性罹患乳癌與肺癌的比例相較高，因此前來門診的患者也以這類病患居多。

首先，最常見的問題之一是患者接受化學治療或使用抗雌激素藥物後，不少人都會面臨強制停經或類更年期症狀，例如皮膚乾燥、提早出現老化、皺紋等等。

另外，在化療結束後，大部分人的髮量會在半年到一年內重新長回原本的長度，但也有些患者可能因為毛囊幹細胞在治療時遭到破壞，或因使用抗雌激素藥物，出現髮量稀疏，乃至持續禿頭的問題。

再來，肺癌患者若使用標靶藥物，也會容易出現痤瘡、皮膚炎的問題；若使用類固醇，也會有青春痘惡化或黴菌性毛囊炎的問題。即使在結束治療後，還是會留下痘疤、部分痤瘡與色素沉澱。

最後，乳癌患者進行乳房切除手術後，也會留下疤痕。還有些患者，苦於治療導致的指甲分離、甲溝炎、指甲脆弱等問題。

康復之後，癌友們該如何清潔肌膚？

很多癌友會擔心自己還在長痘痘還有小傷口，是不是應該盡量減少沐浴用品的使用？但實際上，**適度清潔仍是肌膚護理的重要步驟，若忽略清潔長黴菌、細菌，恐造成惡化或更多問題，因此在清潔皮膚時，建議可以使用中性或弱酸性的產品。**

也可以挑選抗菌型盥洗用品，例如，洗髮精常見的抗黴菌劑包含 Piroctone olamine、ciclopirox olamine、Ketoconazole、Sertaconazole 等。市售洗髮精產品像仁山利舒、凱蕾、科多，Nuhair、海倫仙度絲的科研等，可以選擇合適的產品來交替使用。

至於沐浴乳，則視個人需要選擇含廣效抗菌成分 Chlorhexidine 的沐浴乳型（例如伊必朗或沙威隆），或者依照中性、弱酸性、溫和、少香精的標準來挑選；另外，也可以使用洗面乳，只是不要挑選擁有去角質、磨砂類功用的成分，以免皮膚過度乾燥和刺激、敏感。

有些市售產品號稱去汙力強，但對乾燥、脆弱和敏感的膚質而言，這些產品容易導致刺激性等問題，**清潔上以溫和清潔為主**，若成分表上寫ＳＬＳ（Sodium Lauryl Sulfate）、ＳＬＥＳ（Sodium Laureth Sulfate/Sodium Lauryl Ether Sulfate）等成分，洗淨力強但有可能造成刺激，皮膚敏感時，宜選用其他較溫和成分的沐浴乳，這些強力清潔功效的沐浴用品則應該盡量避免使用。

另外，**敏弱肌也不建議使用手工皂來洗臉、沐浴。**

通常民眾都會認為，以優質橄欖油或天然植萃成分製成的手工香皂代表自然、健康，但手工皂鹼通常是由油脂加強鹼製造而成，大部分化學檢測結果都呈鹼性，對於洗臉、洗身體，它的去汙力可能過強，反而容易對皮膚造成乾燥和刺激。

正確的保濕產品挑選

溫和清潔後，就是適度保濕。保濕的關鍵，在於除了保水、鎖水、補水之外，修復角質層也是很重要的一環。

保濕建議挑選含有神經醯胺的產品，補水則可以使用甘油、尿素、玻尿酸這類補水成分，

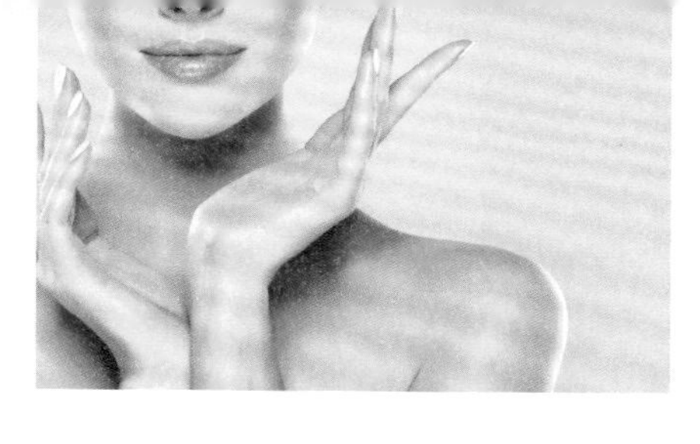

其他原則就是，**盡量挑選單純成分，避免香精、酒精、丙二醇。如果只是補水，但不鎖住水分，水分一下就會蒸發，因此「鎖水」也是至關重要的步驟，建議使用不含添加物的凡士林。**

如果肌膚容易乾燥，身體部位可以直接擦抹凡士林。符合這類需求的保濕產品很多，例如理膚寶水、適樂膚、艾惟諾、貝德瑪、潔美淨、雅漾等常見的開架品牌，都是不錯的選擇，癌友們可以選擇自己肌膚使用起來舒服的產品。

保濕可依照不同季節調整，冬天乾燥，就用比較滋潤的保養品，像是乳霜或凡士林等油膏類，夏天容易出油，就改用乳液等清爽的產品就好。

許多人會問：「綿羊油和馬油等動物性油脂，是不是比較天然健康，適合使用？」事實上，動物類的蛋白質成分反而比較複雜，有的人更容易導致過敏，建議不要使用。

此外，皮膚發炎時或處於敏感狀態，也不太建議使用面膜，因為面膜富含豐富的水分，大部分都摻有添加防腐劑，以維持品質，如果患者使用乳液就足夠保濕的話，其實不一定要用面膜。

至於一般民眾常使用的精華液、眼霜等這類產品，其內容物更為複雜，建議使用前先進行敏感測試，例如塗抹於手前臂內側、手肘、耳後，觀察三五天後沒有異狀跟不適，就可使用在臉上。另外，有些病患也常詢問能不能使用A醇、A酸藥膏治療痘痘，但這答案因人而異，建議諮詢皮膚科醫師，在專業醫師的處方下，進行皮膚測試，使用時也建議先局部測試，若無刺激反應，再用於患部。

防曬產品與步驟

治療容易讓皮膚老化或者出現光敏感的情況，所以基本上只要有可能會曬太陽、靠窗直射，都要做防曬措施。而紫外線又分成ＵＶＡ、ＵＶＢ兩種，Ａ光會讓人曬黑、曬老，Ｂ光則是容易曬傷、曬紅。建議針對ＵＶＡ、ＵＶＢ都要做必要的防護。

如果患者認為自己已經容易出油了，可以挑選清爽型的防曬，例如SPF30。在台灣紫外線強，四小時就該補擦一次，如果要去海邊或是到山上等會遇到長時間曝曬，或是流汗碰水的情況，就選SPF50，每兩個小時左右就要補擦一次。

另外，無機防曬或稱「物理性防曬」，就是成分為氧化鋅、二氧化鈦等，也是可以使用的選擇，只是因為擦了皮膚看起來會是很白、粉狀，膚色外觀可能不是很自然，因此，一般民眾不是很喜歡使用，或者敏弱肌也可以考慮挑選孩童專用的防曬產品。

「擦防曬要不要卸妝？」其實，大部分防曬產品用洗面乳就能洗淨了，除非是有潤色功能的防曬產品，例如防曬飾底乳、防曬妝前乳、ＢＢ霜等，才需要特別卸妝。卸妝油、卸妝乳的挑選跟洗面乳的挑選原則一樣，避免刺激性物質，試用看看會不會致痘，依個人適用即可。

防曬一定要擦夠，只擦一點點沒有效果

想知道自己的防曬產品是否塗夠，我提供最簡單的測量方式：如果想要塗抹全臉，伸出食指跟中指，將防曬用量從指尖擠到第一個指節，就像在牙刷上擠滿兩條牙膏，這樣擦防曬才是足夠的，否則用量不夠，就等於沒有保護效果。

還有很多標靶治療的過程，都會出現脆甲症，也可以記得加強保濕，使用指緣油、護甲油等產品，避免乾裂或指甲斷裂。

重拾美麗自信，從心對生活的想像

在癌症康復的過程中，重拾美麗自信是癌友們渴望的事情之一。

在癌症治療的過程，皮膚會經歷不同程度的變化，而正確的護膚和美容方式，除了避免不適外，同時有機會幫助病友重拾美麗提升自信。護膚過程中，保持步驟與產品成分的簡單純淨，並選擇適合自己的產品最為重要。

其實，**美麗並不僅是外表，從「心」出發的態度更是重要。期待癌友們透過經歷的成長和堅持的努力，閃耀出更自信美麗的「心」生活。**

04 運動總有益 重拾風采與自信

諮詢專家／職能治療師 王柏堯
整理・撰文／劉曉彤

癌友治療的過程往往伴隨著身體、外觀上的變化，這些變化可能對病友的自信心造成衝擊。然而，運動作為一項有效也有力的工具，不僅能夠幫助癌後病友重塑外貌，也能為認知與情緒帶來改善，幫助重新獲得自信，展現出更為堅韌和美麗的生命姿態。

越運動，越有力

許多癌友在經歷癌症時往往已身心俱疲，即便是結束治療，治療及服藥的副作用還是可能讓身體感到不適，面對經歷過重大疾病的身體，癌友們勢必會感受到自己與過去的落差，心情可能也會感到更加低落。

不過，若在治療結束後，循序漸進開始運動，就會發現鍛鍊後的身體，可以幫助自己應對身體上的不適，也有機會逐漸減輕情緒低落的狀況。

身體的回饋也會調整癌友們對體能的自信。許多癌友會分享，當他們開始運動、感受到身體力量一點一點在進步時，便會更有信心進行較高難度的運動，且在運動中獲得成就感。

越運動，越安適

德國研究人員在一組攝護腺癌病友完成大部分療程後，追蹤他們生活中的運動類型及生活品質，發現不論是規律騎腳踏車或重訓，這些病友的自我安適感、對生活的自信心與生活品質都顯著提升。

也有針對乳癌病友的研究發現，僅僅是持續兩個月的運動，就能緩解焦慮及憂鬱，而曾接受職能治療的病友中，在規律運動後，也能更快回歸自己的生活。

從最簡單的生理機制上來看，運動可刺激身體激素的分泌，如多巴胺、血清素、腦內啡等讓人愉悅的激素。此外，也有學者認為運動可幫助交感神經與副交感神經之間的平衡，從而平緩情緒，為癌後病友帶來正向的心理協助。

重新起步：癌友運動先別急

然而，對於癌友來說，要踏出運動的第一步並非易事。不論在癌症確診前是否有運動習慣，當決定要動起來時，就會面臨的第一個挑戰，是該如何調整對自我的期待。有些癌友因為移除身體部分器官（例如切除一部分肺葉的肺癌病友、截肢的骨癌病友等），多少會限制運動幅度，這也意味自己需要理解到：我們的身體已經不同於過去。因此，癌友要投入運動時，不要對自己設定過高的標準。職能治療師常會不斷與癌友建立一個觀念：**不要對自己太過嚴厲。如果以前的標準是一百分，現在可以先把標準降低到六十分，從最簡單的運動開始——走出家門。**

可以先從散步十至二十分鐘的方式開始，等體力慢慢提升，再開始做一些需要耗體力（如瑜珈、快走）的運動，等到體力更好，再開始從事一些競技運動，例如打球或騎單車，開始體驗運動的樂趣。

透過循序漸進、一步一步地恢復身體力量，也可從中獲得生活的信心。在復原與嘗試的過程中，遇到挫敗是再正常不過的事，但以職能治療師的經驗看來，癌友們的每一個明天，都會比前一天的自己有更多進步。對自己多一些耐心，才是最佳的復原智慧。

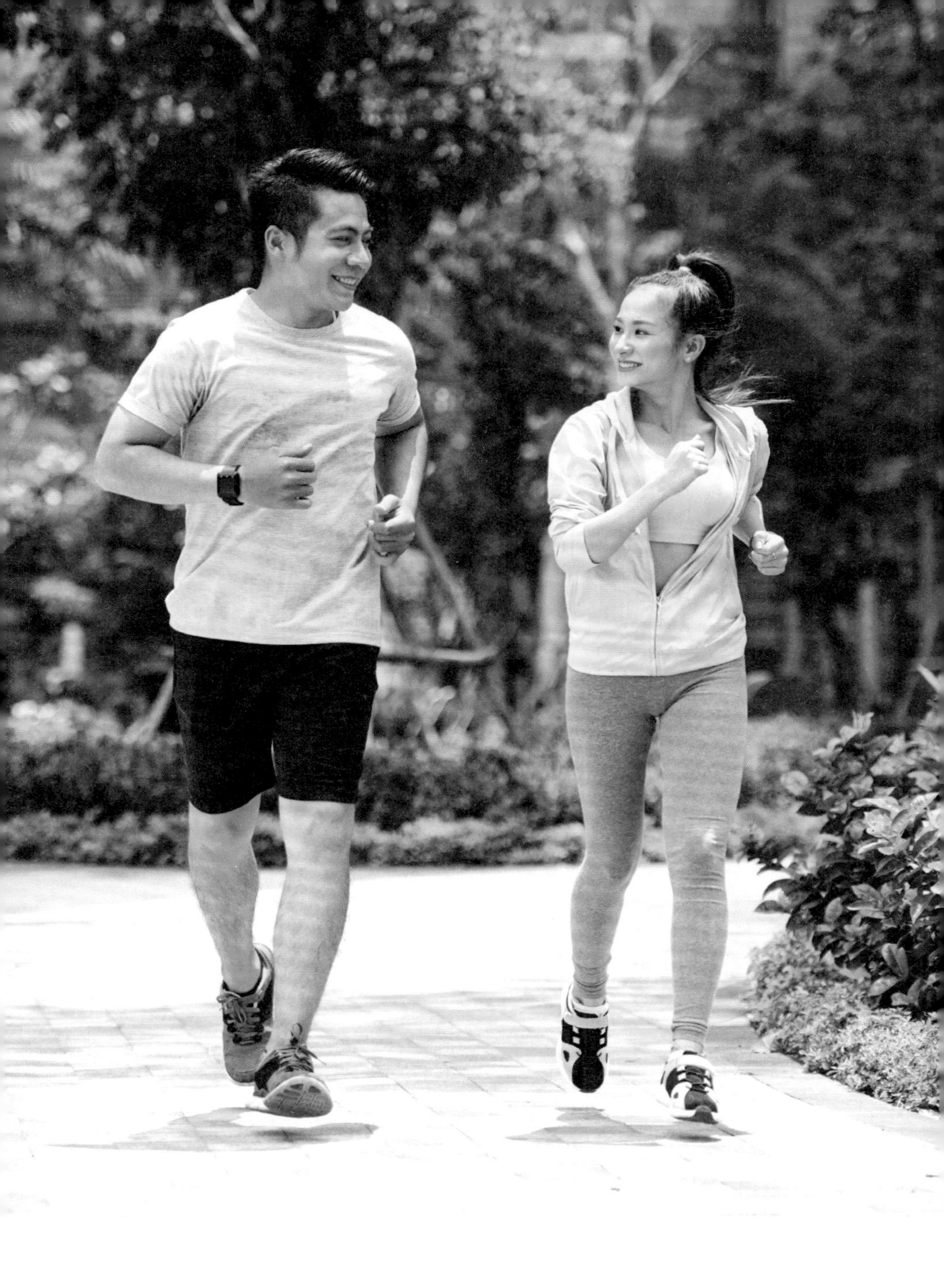

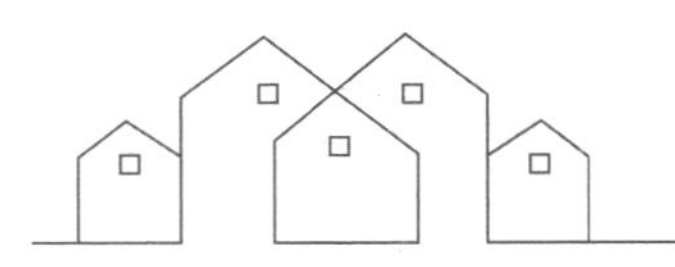

Part 2

癌後養生術 免除癌細胞沃土

「是不是又復發了？」即使治療穩定已超過五年，每次各項檢查數值均無異狀，但是每當身體不適，卵巢癌病友莉莉心中仍會浮現焦慮與恐懼，擔心是癌症復發所致。

卵巢癌被稱為「沉默殺手」，莉莉幸運地在早期確診、治療。然而，術後的後遺症使腸道受到影響，經常出現腸阻塞症狀，每一次飲食都讓她感到極度不適，總是嘔吐。即使治療已經結束，仍然無法回到正常的飲食狀態。讓莉莉總以為，癌症是否已經悄然復發。

就醫檢查後，醫師告訴莉莉，所有檢查數值都顯示正常，多出門走走、放鬆心情來避免一人待在家裡容易胡思亂想。

莉莉依照醫師建議，到台灣癌症基金會擔任志工，也主動報名瑜珈課程舒緩身心，同時參加團體營養課程學會營養及飲食調理。起初，癌症可能隨時復發的想法仍籠罩著她，但隨時間過去，莉莉已懂得從運動、飲食調適，也會從相關資源單位尋求協助，逐漸學會與癌症後遺症共存，找回過去生活的美好。

即使完成治療，癌友也常受到後遺症的困擾，或因曾經罹癌的心理壓力，身體一出現異常，容易聯想為癌症復發。想要維持健康的身體與心理，這時候康復期的癌友常會詢問：「我該多吃哪種營養品或是飲食來調理身體？」、「我要怎麼透過運動來維持身體的健康機能？」、「不同的癌症做的運動是否會不一樣？」癌友們都想知道該如何從生活中多管齊下，讓自己不再為復發所苦，真正遠離癌症的威脅……

01 關鍵食物密碼　避免癌症復發

撰文／台灣癌症基金會營養師　周亦秀

許多癌友罹癌後會問：「我都吃得很健康，怎麼會得癌症？」開始歸咎自己過去飲食不均衡、三餐不正常、經常大小餐，或是頻繁吃超商微波食品等因素。

把關每一口食物，打造全面防護罩

癌症發生的機制十分複雜，並不會是單一原因所致，飲食也絕對不是導致癌症的唯一因素，但養成良好的飲食觀念，並落實於生活，好好把關每一口吃下的食物、善待自己的身體，就像是幫自己的健康打造了全面防護罩，防癌就是抗癌、避免癌症復發相當重要的一環。

許多人會問：「要吃什麼食物才可以抗癌？」或是「聽說吃某個保健食品能預防癌症復發，

是真的嗎？」

在台灣，我們會把食物分成全穀雜糧類、豆魚蛋肉類、蔬菜類、水果類、乳品類、油脂與堅果種子類六大類，每種食物的營養素均不相同，各類別的食物不可互相取代，而且這六種類別的食物都要均衡攝取，也就是說理想的抗癌飲食追求的是「均衡的飲食型態」，透過搭配各類對健康有益的食物來達成，才能讓整體代謝順利運作，並非依靠單一種食物或是保健食品。

癌友需掌握的四大重點

根據美國癌症協會的《飲食與運動防癌指南》指出，維持健康的體重、攝取各色蔬果、全穀類食物，並減少紅肉、加工肉品（如培根、香腸、火腿、熱狗等）、含糖飲料、精緻澱粉、酒精的攝取，遵循這樣的飲食模式，可以幫助身體維持良好機能，達到預防癌症的好處。

在飲食上，可以注意以下幾點：

一、維持理想體重

世界衛生組織建議以身體質量指數（Body Mass Index, BMI）來衡量肥胖程度，其計算公式是以體重（公斤）除以身高（公尺）的平方。國民健康署建議我國成人ＢＭＩ應維持在十八．五至二十四之間，ＢＭＩ在二十四以上屬於過重、二十七以上則為肥胖。

除了ＢＭＩ，也可以藉由體脂率，也就是身體脂肪所佔的比例，來判斷身體的脂肪組織是否過多，男性正常值為百分之十五至二十五，女性則為百分之二十至三十。降低體脂肪改變的不只是外觀體態，也是降低罹患癌症或復發風險的關鍵因素之一。

二、身體工廠的主要能源：全穀及未精緻雜糧

高油脂的精緻澱粉容易使胰島素上升，過高的胰島素會讓體脂肪增加，例如餅乾、蛋糕、奶酥麵包、甜甜圈等食物。

很多人聽說白飯屬於精緻澱粉、容易變胖、對身體有害，認為白飯是導致疾病的來源，因此不敢吃白飯，反而吃了很多高油、高糖、加工程度較高的食品，反而對健康危害更大！

白飯雖然去除麩皮、胚芽，營養價值不如紫米、糙米，但還是有許多對人體有益的維生素和礦物質，白飯作為台灣人最常見的主食，只要在其中加入糙米、紫米、小米、藜麥、燕麥等全穀一起烹煮，成為複合型碳水化合物，能延長飽足感、維持血糖和胰島素穩定，一樣是很好的主食選擇！

建議每天吃的主食中，至少三分之一以上為全穀及未精緻雜糧食物，例如：糙米、黑米、胚芽米、紅藜麥、黑麥、蕎麥、玉米、豌豆仁、地瓜、芋頭、南瓜、馬鈴薯、山藥、栗子、薏仁、皇帝豆、紅豆、刀豆、鷹嘴豆、綠豆、菱角、荸薺、蓮藕、蓮子等。

三、構築人體基本要素：補充足夠蛋白質

蛋白質是構成人體大大小小組織的重要成分，頭髮、皮膚、肌肉、骨骼、神經、器官都是由蛋白質組成。攝取足夠蛋白質食物，可以幫助維持肌肉量、增強免疫力，還能幫助身體修補受傷的組織。

很多癌友罹癌後會不敢吃肉，反而讓身體疲倦無力、肌肉流失、體重減輕、免疫力變差、關節疼痛，甚至影響認知功能，可能會有頭痛、頭昏、注意力不集中、記憶力下降等狀況。優質的蛋白質食物有雞肉、雞蛋、魚類（鯖魚、秋刀魚、虱目魚等）、海鮮、毛豆、豆製品（如豆腐、豆干、濕豆包等）、瘦肉（如豬里肌、牛腱肉等）、乳製品（牛奶、優格、優酪乳、起司等）。

四、強大的人體保護傘：蔬果彩虹 579 補充植化素

根據不同年齡、性別、族群的需求，每日建議攝取至少5份、7份、9份蔬果，多元攝取不同顏色的天然蔬果，可以獲得豐富的植化素，不同顏色的蔬果有不同的植化素，這些天然的植化素具有抗氧化力，可以消除體內自由基，達到減少發炎反應與細胞損傷的作用。每天攝取各色蔬菜、水果，獲得人體所需的礦物質、維生素、植化素，就像形成了一層隱形保護膜，例如飲食中多攝取十字花科蔬菜，如花椰菜、白蘿蔔、高麗菜、青江菜、油菜、芥菜、小松菜、球芽甘藍、羽衣甘藍等，可以增加肝臟解毒功能，減少外來毒素或有害物質攻擊人體，達到預防疾病、抗癌、避免癌症復發的好處。

癌後飲食也應遵循上述守則，打造營養與健康沃土，降低癌症復發的風險。

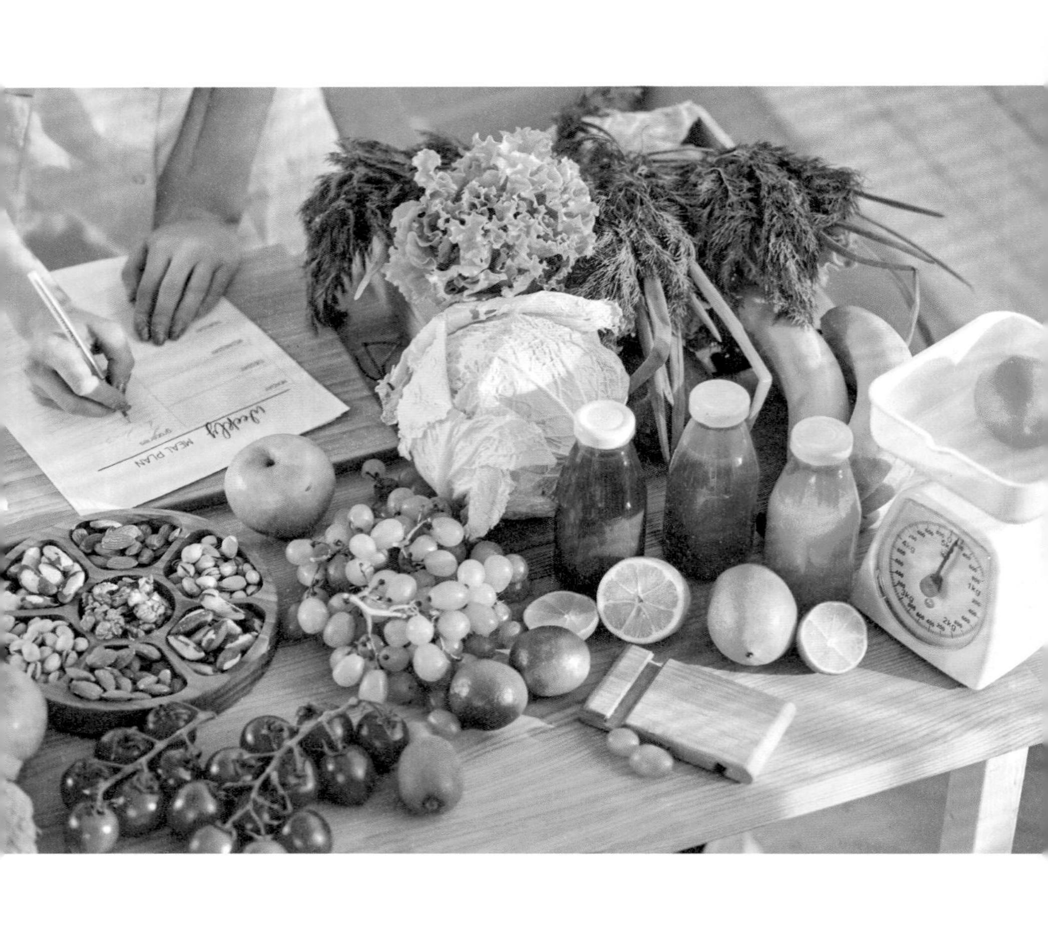
weekly
MEAL PLAN

不同年齡及性別之蔬果攝取份量	蔬菜份數	水果份數	總份數
兒童（12歲以內）	3	2	5
女性	4	3	7
男性	5	4	9

備註：
1、蔬菜類一份：生菜約一百公克，或煮熟後蔬菜約佔碗的五至八分滿。
2、水果類一份：約一顆拳頭大小，或切塊後水果約佔碗的八分滿。

康復期飲食原則，油品和烹調方式也很重要

康復期採用「均衡飲食」的原則即可，無需刻意斷食或不吃某類食物。很多癌友會選擇避免紅肉和乳製品，但這可能導致營養素不足，影響體力和免疫力。

紅肉本身含有幫助造血功能的鐵質、維生素B_{12}、鋅等營養素；乳製品則是補充鈣質的主要食物來源，癌症病患屬於骨質疏鬆高危險群，建議可以每天攝取一．五至兩份乳品類，每份約為牛奶兩百四十毫升、優格兩百一十克、起司兩片、全脂奶粉四湯匙。

此外，飲食中多攝取維生素D含量豐富的食物，如乾木耳、乾香菇、鯖魚、秋刀魚、雞蛋等幫助鈣質吸收，也建議茹素者可以多吃小方豆干、深綠色葉菜類，以獲取足夠鈣質。

若是持續服用荷爾蒙藥物的癌友，可以攝取豆製品、山藥等含植物性荷爾蒙的食物，但應避免蜂蜜、蜂王乳等動物性荷爾蒙，以及高濃度大豆異黃酮保健食品。

在定期回診追蹤白血球數值的情況下，可以少量攝取生食，但要注意生食的病菌或微生物感染風險較高，建議減少頻率，並確保供餐及用餐環境衛生乾淨，如生菜沙拉、生魚片、未經殺菌的鮮乳及果菜汁、蜂蜜、未去皮水果、非全熟牛排和半熟蛋等，都是需要特別留意的食物。

除了食物本身，烹調用油和料理方式也很重要，高油脂的料理方式會促進發炎反應，而人體長時間的慢性發炎，則會增加罹癌或復發的風險。油品的挑選可以使用橄欖油、芥花油、亞麻籽油、酪梨油、苦茶油，都是很好的油脂來源，避免使用豬油、牛油、奶油、烤酥油等飽和脂肪較高的油脂。而烹調方式優先選擇水炒、清蒸、水煮、川燙、清燉等油脂量較低的烹調方式，減少油炸、爆炒、糖醋的烹調方式，掌握維持理想體重，多吃各式全穀、蔬果及選擇優質蛋白質，並減少飲酒、飽和脂肪，才是最理想的預防之道。

※參考資料：

Rock CL, Thomson C, Gansler T et al (2020) American Cancer Society guideline for diet and physical activity for cancer prevention. CA Cancer J Clin 70:245–271. https://doi.org/10.3322/caac.21591

02
運動啟動抗癌力 降低復發率

諮詢專家／社團法人中華肌內效協會理事長 簡文仁
整理．撰文／謝懿安

回歸癌後的健康生活，如何保有良好的生活品質、免於復發，則變得至關重要。國內外研究證實，運動能有效啟動抗癌力、降低復發機率。但癌後運動該如何做？不同癌別又有哪些特別注意事項？

當癌症慢性病化，運動能有效降低癌復發

其實，**降低復發風險的基本精神原則與預防癌症是相同的，不良的飲食習慣、缺乏運動、過大的壓力等，都是日常生活中可能誘發癌症的因子。**而運動不僅能鍛鍊身體、改善整體健康，長時間良好的運動習慣，可以為身體打造一個健康且避免癌細胞生長的環境，以降

低癌症的復發風險。運動的抗癌好處包含：

一、促進血液循環、提升免疫力

許多研究發現，癌細胞的生長與缺氧可能有關，透過運動促進血液循環，提高體內含氧量，同時也能提升免疫力，能夠讓細胞更健康。

二、適度紓壓

運動可以平緩情緒、降低壓力，也有助於提升胃口與睡眠品質。飲食、睡眠、心情是健康生活的關鍵因子，藉由運動都能有一定程度的改善。

三、提升體能、精氣神更好

無論是治療期間，或是治療完成後，都可以在醫護團隊的指導下，藉由運動維持體能，有助於回歸生活。

不同癌別，運動重點有別

不同的癌別，因為治療部位、術後副作用不同，運動的注意重點與適合運動也有別，常見的有：

◎子宮相關的婦癌、泌尿系統的癌別：由於治療部位在骨盆腔，治療後比較容易出現下肢水腫的狀況，運動對於下盤的負荷會比較大。這類的癌友適合多做水中運動，水的浮力可以降低下肢的壓力，在水中走路、踢踢腳、游泳等，都是很適合的方式。如果不喜歡水中運動，也可以在床上做簡單的伸展與肌力。在床上運動時，地心引力的重力不會太大，伸展手臂、腿部、抬腿、抬起臀部、左右滾動都是很好的運動。只要慢慢做、不要太劇烈，基本上都十分安全。

◎**乳癌：**乳癌病友在治療後可能會面臨淋巴水腫和腋網症候群的問題，建議可以高舉患部，做肌肉收縮運動，使用彈力帶進行拉伸，或者使用彈力棒進行握、扭轉動作。或者將患部高舉，使用另一隻手進行按摩。從接近心臟近端開始，輕輕按摩以疏通淋巴系統，然後再慢慢從手臂遠端帶回近端。這些運動和按摩方法應該溫和、漸進增加，避免造成皮膚破損、扭傷或拉傷。

◎**肺癌、呼吸道、胸腔相關癌別：**手術部位若是在呼吸道、胸腔，會影響到心肺功能。這類病人適合先從呼吸運動、擴胸運動開始做起。從簡單的吸氣、吐氣開始，讓胸部能夠慢慢擴展，再搭配類似伸懶腰的擴胸動作，溫和進行。術後若是伸展不足，容易造成開刀部位的纖維化，胸部組織緊縮，會影響到呼吸順暢。

◎**腦癌、神經相關癌別：**腦癌、神經相關的癌別，術後要特別注意平衡、協調性的部分，運動時，要盡量在安全的環境之中，降低跌倒、失去平衡而發生碰撞的風險。很多人在癌症治療後，可能因為術後傷口、體力不佳等反而不敢動。因此這裡需要澄清一個常見的誤解，那就是——**運動不等於一定要跑跑跳跳，或是上健身房重訓，只要有適度活動關節、溫和的伸展、簡單的肌力練習，其實都可以算是運動！**

癌後運動關鍵：循序漸進、從運動中找到自信

對癌友運動而言，「安全」是最基本的原則，需要做好評估，依照自身能力循序漸進、量力而為，其實就可以放心動起來。

運動需要評估的面向包含身體狀況、體能、周遭環境等。如果你還有傷口，或是有裝設人工血管，那麼傷口的保護就很重要。

也要評估自己的體能力狀況，如果還很虛弱、容易頭暈跌倒，那可以選擇更溫和的運動，或在家簡單做一些伸展即可。周遭環境的安全也需注意，若是怕感染的階段，就要避免到公共場所去運動。

在所有的運動中，走路應該是大部分癌友都合適的運動，方法簡單好執行，也能同時提升心肺功能與肌力。只是在走路時，建議選擇安全的環境（如公園），也要注意空氣品質。剛開始可以先從十五分鐘，隨著體力慢慢增加。接下來可以循序漸進，試著走快一點、走遠一點、每一步的步伐拉大一些，從一分鐘三十步、六十步進步到一百二十步，速度快起來，體能就會明顯改善。

當自己能穩定走路後，也可以加入一些變化練習，例如試著踮起腳尖走，會訓練到大腿、臀部與背部的肌力，體態也會更挺拔。不要小看姿態對心情的影響！如果一直垂頭喪氣，身體容易縮成一團，心情也很難好起來。練習透過運動，讓體態更挺拔，姿勢能帶動心情，更能恢復自信！

癌症治療的目標，是希望能幫助癌友回歸原來的生活，而透過運動可以增加體能，創造良性循環。因此，鼓勵癌友建立運動的正確觀念，也要試著做做看，當自己感受到精神好一點、體力好一點，就越來越能享受運動的好處，自然也會跟人分享當中的改變，過程中就容易養成運動習慣。否則光是說、沒有做，就很難體會到好處與效果。

可以請醫療團隊會診復健科醫師、物理治療師，打造適合自己的運動方式。出院前，也可以請物理治療師協助評估後續的運動建議。善用這些資源、幫助自己動起來，讓癌後回歸健康生活！

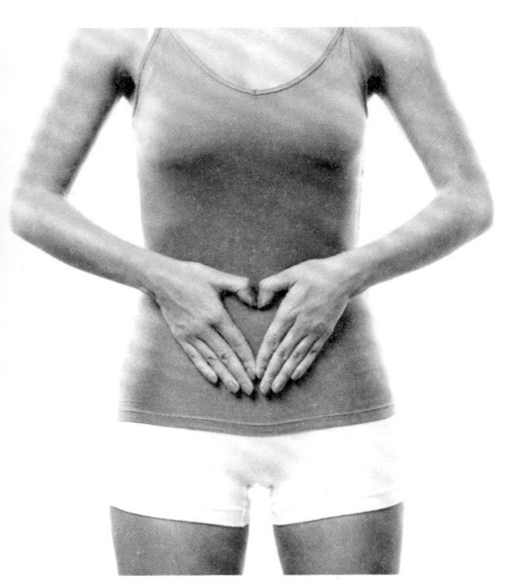

03

中醫調理讓身體土壤健康「癌症種子」就不易再發芽

諮詢專家／林口長庚紀念醫院中醫部主任暨主治醫師 黃澤宏
整理・撰文／吳孟瑤

癌症治療的副作用就像「壞小孩搗蛋」，甚至有人將其稱之為「無形殺手」，從常聽到的嘔吐、腹瀉、癌因性疲憊，甚至肌肉流失、四肢末梢麻木等，即便是已完成治療的癌友，「無形殺手」的影響可能比你我想像得久。透過中醫調理，除了可以緩解各種癌症不適，也能降低癌細胞復發、轉移的機率，進而增加存活率。

保持土壤健康，「癌症種子」就不易再發芽

即便已經康復，不少癌友會擔心未來復發的問題。癌症就像種子，身體的環境是土壤，當身體土壤不利於癌症發生時，癌症種子就無法生長擴散。

預防癌症復發，主要原則和癌症的治療一樣，都是「扶正祛邪」，即使病人康復，還需繼續維持好的體魄，那就是「扶正」。如果仍有復發的可能，那便需要繼續「祛邪」。中醫師會根據患者體質的強弱、臨床症狀的不同等因素進行調整，以期達到最好的效果。

但正所謂「冰凍三尺，非一日之寒」，**想要改變體質，讓癌症不易復發，需要長時間調理。**

一般建議即便是已經康復的癌友，也可以持續用中醫調理身體一至五年，並定期回診，觀察癌症體質是否改善。

康復後仍有副作用，中醫調理剛剛好

「西醫治療、中醫調養」已漸漸成為癌症治療的新趨勢，尤其針對各種不適、副作用，都可找到適合的食補或藥材來緩解。

大部分副作用在化療後會漸漸消失，恢復的速度與癌友本身身體狀況，以及所使用的治療藥物有關，有的很快恢復，有的需要數月，有的甚至是終其一生皆會受到影響，這時，透過中醫調理就相當適合。

治療完成、已經痊癒的癌友，也可能持續產生以下幾種副作用：

一、**氣虛貧血、疲倦體力差**：化療患者多有氣血虧虛，「氣虛」常出現疲倦、虛弱無力、臉色蒼白等症狀，可服用黃耆、黨參、粉光參、補中益氣湯、四君子湯等來補氣、養氣，促進血液循環，改善疲勞。「血虛」則會出現貧血、頭暈、心悸、面色萎黃、掉髮、唇色蒼白等症狀，可選阿膠、龍眼肉、何首烏、四物湯、當歸補血湯、歸脾湯、人參養榮湯等養血、生血，改善陰血虧損。

二、細菌感染、免疫力低下：若化療引起骨髓抑制而導致白血球降低，因抵抗力弱，一旦細菌感染，易引發全身性嚴重感染。飲食建議攝取足夠蛋白質，避免生食。白血球低下多屬肝腎陰虛、脾氣虛弱的範疇，可服用女貞子、枸杞子、蓮子、金匱腎氣丸、六味地黃丸等滋陰補腎、健脾補氣的藥物，增加白血球，以提升免疫力。

三、手腳四肢麻木：部分化療藥物有神經毒性，可能導致周邊神經病變或損傷，症狀有手腳麻木、燒灼痛、感覺異常等，屬於中醫「痺症」範疇。建議除了內服黃耆、雞血藤、芍藥甘草湯、桂枝加朮湯等活血通絡，也可搭配針灸改善經絡受損，緩解神經病變，增加肢體活動性和功能。

需要注意的是，有些狀況不適合透過中醫調理，像是有在服用抗凝血藥物或是抗血管新生劑，如「癌思停」的癌友，若再同時服用與活血、化瘀相關的中藥，就有可能增加出血的風險，所以中西醫治療的互相溝通配合、輔助很重要。

「中醫外治法」助抗癌，身心靈兼顧才是最完整的健康

李時珍在《本草綱目》中收錄了外治醫案一百七十條，而具傳統特色的「外治法」，也是

中醫治癌的方法之一。針對癌症病患，例如化療、標靶治療、放療造成的口腔潰瘍、口乾、皮膚不適，或是鼻咽癌患者放療後的副作用，外用的中草藥膏，或是天然成分的蜂膠等藥膏，都可以適度緩解。

這是中醫非常有智慧的地方，可以根據個別差異，調整不同體質來適應疾病，同時還教癌友養生、調息吐納，透過靜坐、八段錦、太極拳等，這些柔和、間接性的有氧運動，來保養身體、維持健康。

中醫的範圍非常廣，例如一年四季、二十四節氣在改變，我們也應該順應大自然的運作，來做身體的調節跟因應之道。

現代醫學追求身心靈的全人照護，意思是不只要身體的健康而已，更要活得有價值、有意義。而**中醫的養生之道，從調整呼吸，安定自律神經；沉澱思緒，放下罣礙，到釋放所有不愉快的痛苦經驗跟回憶，擁有正面的能量，這種身心靈的健康，才是最完整的健康。**

最後提醒，**良好的作息、飲食習慣與食補同樣重要。**《素問．藏氣法時論》寫道：「毒藥攻邪，五穀為養，五果為助，五畜為益，五菜為充，氣味合而服之，以補精益氣。」正是闡述利用藥物攻伐邪氣（治病），利用食物調養正氣（康復與養身），進而補精益氣。

建議癌友三餐定時定量，選擇當令新鮮食材及均衡飲食，便是最好的補品。飲食建議以「中性、溫和、好吸收」的食物為主（如胡蘿蔔、山藥、小麥、大豆、鱈魚等），過於溫熱、寒涼的食物都不宜多吃，也該避免生食（如生菜、生魚片等）；烹調則以清淡為宜，少油、少鹽、低糖，避免吃加工、油炸、辛辣、醃漬、高糖、高脂肪、高熱量等食品。

「沒有可完全治癒癌症的中藥或草藥！」提醒不要輕信坊間來路不明的中草藥，浪費金錢又傷身，一定要找合格、正規的中西醫專業，並配合定期的追蹤、檢查，才能真正有效降低復發風險，提高癌後生活品質。

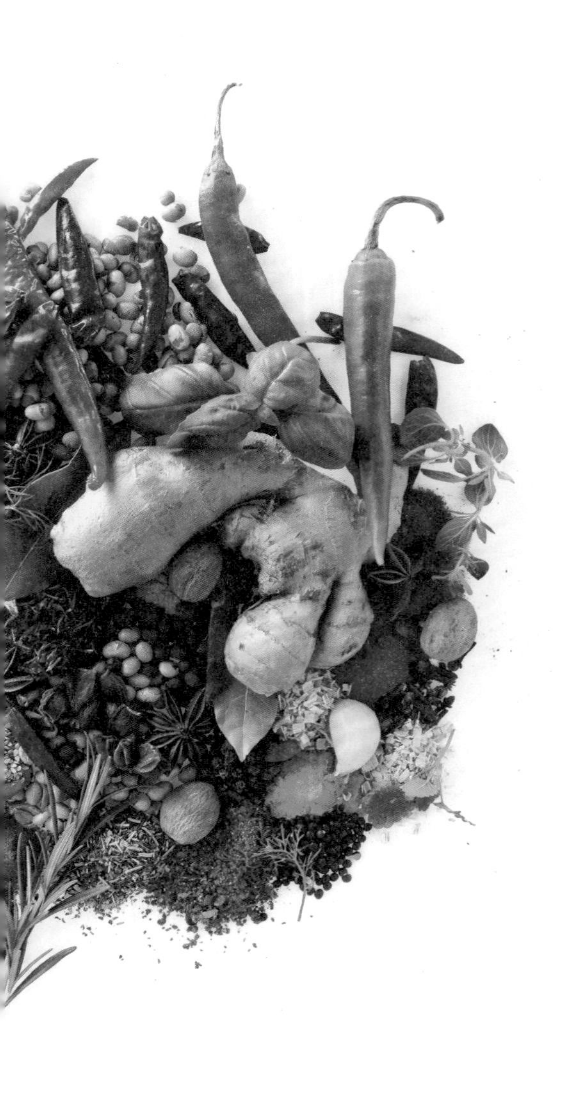

04 超越癌症 生活的「心」起點

撰文／國立臺中教育大學諮商與應用心理學系助理教授
方嘉琦

罹癌是一場改變生命軌跡的重大挑戰，即使在復原階段，仍然要面臨情緒的起伏，尤其是對於癌症復發的擔憂。這種情緒的變化可能深刻地影響到人際關係，但其實也提供了一個機會，來建立更深層次的連結。

情緒起伏，罹癌後的內心挑戰

首先，讓我們討論罹癌後情緒的起伏。治療和復原的過程可能帶來希望，但同時也伴隨著焦慮和擔憂的情緒。在複診時，常常感到擔心是否又會復發，這種恐懼是正常的。但它可能對情緒產生波動，影響病友的心情和人際關係。

在獲得親朋好友支持和關愛的同時，病友可能反而感到壓力或不知該如何表達情感，這可能會影響與親友之間的溝通。又或者，這些擔憂和焦慮可能會使自己變得內向，而避免社交互動，導致友情和家庭關係造成拉扯。

癌後的生活充滿挑戰，康復後更是有很多事情需要面對，特別是在建立或重建人際關係方面。許多人可能會面臨與家人、伴侶或自己對情感的嚮往，但同時也擔心癌症復發而感到焦慮和猶豫。這種情況可能對個人的心理和情感，造成很大的衝擊。

◎家庭關係：愛與溝通的重要性

首先，我們來討論與家人和親友的關係。在康復期的病友，可能會更加珍惜與家人的關係，願意花更多的時間陪伴家人，並深刻體會到愛的價值。然而，也有些人可能會因為過去治療的壓力和情緒困擾，而感到與家人之間存在隔閡。在這種情況下，開放且坦誠的溝通是解決問題的關鍵。家人的支持和理解，也是復原期的重要一環。

◎伴侶關係：共同經歷與相互支持

對於伴侶關係來說，癌後康復期的情況可能會更加複雜。一些夫妻可能會因共同面對癌症而更加緊密連結在一起，這種共同經歷可以加強他們的關係。

然而，另一些夫妻可能會面臨更多的壓力和挑戰。癌後的身體和情感變化，以及恐懼癌症復發等因素，都可能對伴侶關係產生負面影響。在這種情況下，夫妻雙方需要坦誠溝通、互相理解和支持，有時候也需要尋求專業的心理輔導。

◎單身者的挑戰與機遇：建立新關係的勇氣

對於單身者來說，因為擔心癌症復發可能會害怕開始一段新的感情，擔心自己的健康狀況會對喜歡的人造成負擔。然而，這也是一個機會，可以找到那些真正理解和支持自己的人。在建立新關係時，坦誠地分享自己的經歷和感受是很重要的，這樣可以建立更堅固的基礎。

總而言之，癌後在重建人際關係方面，可能會面臨多重挑戰，但同時也有機會創建更深層次的連結。重要的是要理解，情感的波動是正常的，並且開放的溝通和支持，可以幫助克服這些挑戰，建立更健康、更堅固的人際關係。

克服復發的焦慮，探索新生活

病友在治療和康復過程中，常常面臨對於癌症復發的焦慮和不安。這種情緒雖然正常，但也可能成為心理壓力的來源。而如何克服對復發的焦慮，以下有幾點建議提供參考：

一、接受和勇於表達負面情感

首先，接受自己的負面情感，不要壓抑或忽視它們，與家人、朋友或專業心理師分享你的感受，找到一個安全的空間來表達你的情感。這有助於釋放情緒，減輕心理壓力。

二、自我接納和建立自信

應該記住，癌後的改變並不代表你的價值，試著建立自我接納的態度，肯定自己的獨特之處，培養自信，瞭解自己是一個有價值的人。

三、找尋外部支持

參與支持團體，與其他病友分享經驗，找到理解和共鳴的人。這種支持可以幫助你感到不孤單，並從他人的故事中獲得鼓勵。

四、改變對美的看法

重新定義美的標準，評估自己的價值不僅僅基於外貌。嘗試專注於內在特質，這些更持久且具有價值。

五、身心健康的照顧

保持健康的生活方式，包括均衡飲食、規律運動和充足的睡眠。這不僅對身體健康有益，還有助於改善情緒和心理健康。

六、設定目標和新興趣

嘗試設定一些新的個人目標，並培養新的興趣。這有助於轉移焦點，讓你對生活充滿熱情和目的。

七、反思意義和價值觀

深入思考你的生活意義和價值觀。這可以幫助你找到更大的目標和使命感，並在面對困難時感到更有動力。

八、愛自己

把這句話當作標語，在心裡不斷默念。不要忽略自己的需求，時時刻刻自我照顧。

在面對癌後帶來的挑戰，必須牢記一個重要的信念：生命充滿變化，而我自己的價值不應只取決於癌後外貌或生理的狀態。癌後要面對身體和情感上的變化，相信這是一場生命的挑戰，也是一個深化自我認識、建立更深層次人際關係、尋找生命意義和目標的旅程。

這個旅程充滿了情感的波動，但透過坦誠的溝通、支持系統、心理諮商和自我照顧，我們可以克服這些挑戰。同時，我們可以重新定義「美的標準」，將焦點轉向內在品質，並重建自信。

無論是在與家人、伴侶，還是在尋找新的關係中，這過程也提供了機會，可以更深刻地理解彼此，並建立更堅固的人際關係。最重要的是，不要忘記愛自己，關心自己的身心健康，並追求生活中的新目標和興趣。透過這些想法的轉移，幫助放下對復發的焦慮，找到生活的意義和目標，並探索充滿希望和樂趣的新生活。

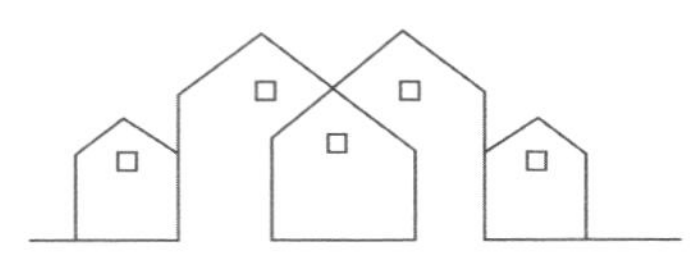

Part 3

跨越阻礙 重返職場

頭頸癌病友好發於年紀稍長的藍領階級男性，因抽菸、嚼檳榔、飲酒等生活習慣導致。但年僅三十三歲、平日不菸不酒的小吳，卻被確診為舌癌第四期。

過去他在貿易公司任職，常運用流利的外語能力與國外客戶交談，小吳因治療時，切除了舌頭，即使接受語言復健療程，說話也不可能再像過去清晰，難以回到原本的工作，讓他深感挫折。

就在對未來充滿迷惘之時，小吳接受社工建議，培養自己的第二專長，也因為做了職能治療的評估，決定善用自己繪畫與設計的興趣，發展第二技能，希望未來擔任平面設計工作。雖然仍須與客戶溝通，但畢竟不是以口語能力為主的工作，讓他對於回歸職場多了一分信心。

工作有助癌友重拾生活節奏，但回歸之路也存在著不少挑戰。癌友與社會都需要更多學習，才能讓職場成為身心復健的最佳助力。

癌症越來越像慢性病，也意味著越來越多病友將在治療結束後回歸社會。其中，是否該返回職場，是許多癌友都會面對到的問題……

01

重拾職場競爭力 成為重啟癌後生活的助力

諮詢專家／實踐大學社會工作學系助理教授　陳君儀
採訪．整理／李佳欣

癌症治療完成後，因治療導致生理機能變化，重回職場似乎困難重重，連帶影響的不論是心理壓力，或是自己身體健康的負荷程度，抑或是治療期間與社會斷鏈的結果，都會讓癌友對於恢復原本工作崗位，或是回歸職場的準備心生疑慮。

重返職場，是從生病中復原的具體象徵

對於多數病友來說，重返職場是實際也迫切的必要選項，因為工作就意味著一份固定的薪資。相關數據顯示，半數的癌症患者確診時，是正處於就業的狀態，若因罹癌而中斷工作，便少了一份收入，對於經濟不啻為一個衝擊。若患者剛好又是家中主要的經濟支柱，更可

能影響整個家庭的生活。

尤其，各種新治療雖帶來更好的療效，價格也比過去高昂許多，有些研究就發現，癌症治療的花費，對病友造成的心理與現實生活壓力可能不亞於癌症本身。因此，對於多數的癌友來說，重返職場可說是減少經濟負擔、維持既有與未來生活品質的重要保障。

不過，即便沒有急迫的經濟壓力，工作其實也具有發展自我、實現人生的意義。尤其癌症治療的階段，許多病友都會經歷到一段較為虛弱、疲憊的時期，這些經歷往往會讓病友感覺自我懷疑、失去對生活的控制感。**重新回到職場發揮所長，一方面會讓病友覺得自己不需要再依賴他人、可獨立自主，在執行業務的過程中，癌友也能從中感受到自我的價值，找回尊嚴與成就。**

也有許多病友發現，從得知罹癌的第一刻開始，不論是自己或與他人的互動，經常都圍繞著跟疾病、健康有關的訊息。回歸職場，能重新接觸疾病以外的人事物，言談多了新的話題，多了人際交流，也可轉移注意力，不再將心思都放在病情上，生活重新找到規律。

有時候，回歸職場也有助向身旁的人宣告自己的改變，不再被「病人」的身分所侷限。就有病友分享，生病後家人便特別擔心他的健康狀況，總是對他的作息百般叮嚀。回歸職場後，有一次週末他為了追劇熬夜，家人經過看到的第一句話竟是問他：「明天不用上班嗎？」這句日常對話讓他意識到，家人已漸漸不再只把他當「病人」看待。他也發現，由於工作，自然也增加身體的活動機會，癌因性的疲憊、失眠的困擾也隨之改善。

職場人際互動，是助力也是壓力

不過，重返職場之路確實並不是那麼平順。如果職場或病友自身的心態尚未準備好，就可能讓工作成為新的壓力，反而影響身心復健或讓病友感到退縮。

好比有些人會因手術後外觀上有較明顯的改變，而產生自我形象的失落或自卑感，又或者是原本帶著信心回到原本的工作崗位，卻發現變得容易疲勞、暈眩、同樣的工作量卻需要分段完成，因而感到挫折與焦慮。

而跟同事間的相處、互動，也可能會因此動輒得咎。不少病友發現，重回工作崗位後，主管將原有工作量分攤給其他同事，雖是出自好意，但也讓他擔心自己會被同事視為負擔。每當聽到有人抱怨工作疲累、需要常常加班時，就不免猜想對方會不會是意有所指地在抱怨自己。

另一方面，同事過度的關心、詢問，也會讓一些病友感到負擔。儘管知道對方是出自好意，但想要被瞭解卻又不希望被特殊看待的兩難，確實會讓不少病友在重返職場時感到適應困難。

不過，假使**同事間找到彼此都自在的相處模式，職場的氛圍便可成為支持病友回歸的力量。**

患有頭頸癌的大哥就與我分享，工作時他都會戴著口罩遮掩面部傷口，但一到中午用餐就得拿下口罩，張口吃飯時，口水也會不自覺地直流。同事們似乎也擔心他因此尷尬，便會刻意在用餐時段讓他獨處。這樣心照不宣的「默契」，並沒有讓病友大哥感受到被排擠，反而很暖心大家的體貼和接納。

選擇彈性與自由度高的工作，逐步回歸職場

其實，從這些分享可發現，社會對於癌友的回歸，還是抱持著友善的態度，然而，由於並不瞭解癌友可能面對的心理關卡與困境，有些好意反而成了負擔。

因此，我會建議**病友在剛返回職場時，可以先從彈性與自由度較高的工作場域開始，或者是自己較為熟悉的工作類型。工作流程上的彈性優勢，可提升人力安排的自由度，同時降低同儕間職務代理的壓力。**

從事開貨車的病友就分享，因大部分的時間是自己獨立工作，讓他少了與同事互動的尷尬，反而覺得心情自在、沒有負擔。病友在自我適應之餘，不會再多一個人際互動的壓力。再者，部分病友回到過去熟悉的職場環境，也省去了新同事間的相互磨合，在彼此認識的基礎上，讓職場的回歸多一份親切感。

整體而言，人際的互動對心理健康還是有很大的影響，但並非所有工作都能如此彈性，建議尋找雇主或同事間有一定信任關係或熟悉的職場，當有需要調整工作或尋求協助的時

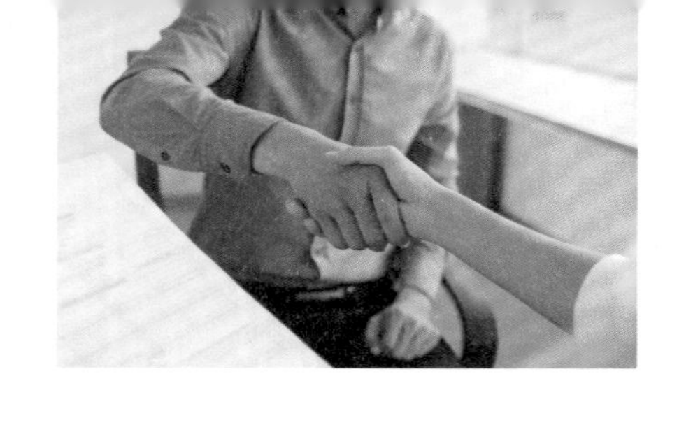

候，也較能坦誠溝通、不易有誤會。因此也要提醒，發現罹癌時，不要急著離職，不妨先與主管說明自己的治療時程、商議未來重返職場的可能性。

給自己多一點時間，學習與癌共處

不要給自己太大的壓力。因為再度就業，不論是工作狀態、工時或薪資，都可能會與罹癌前不同。但最重要的還是照顧好自己，接受當下的狀態，以自己最舒適的方式作為起點，反而更有機會在職場中留得更久，也給身旁的人多一點時間學習與癌共處。

事實上，大部分的人對癌症都不熟悉，即便想表達善意，可能也會不知道該如何拿捏界線，尤其每個人的個性不同，有些人希望多被關心，也有些人重視隱私。因此，癌友們或許也可以試著表達自己的需求，讓同事知道如何給予支持。

當然，最重要的，還是應該督促政府與雇主對癌友工作權有更多的關注，包含支持癌友在就業的軟硬體資源，諸如保險、津貼、職種與工時等規劃，以及友善環境的建設與宣導倡議等，在制度環境面提供具體支持，幫助更多的病友重返職場。

02

癌友回歸職場預備備是重返 也是初遇

諮詢專家／職能治療師 王柏堯
整理．撰文／劉曉彤

病友在面對癌症挑戰後，接著就來到「復原」和「重返職場」的階段。這個時期普遍充滿了期待和希望，同時也正面臨身體、認知狀態和心理情緒調適等多重挑戰，需要仔細思考、評估，適時學習新技能，幫助迎接挑戰，並為自己建立更加堅強充實的生活。

重返職場之身體狀態評估

踏上重返職場的復原之路，進行身體評估是至關重要的第一步，除了攸關安全問題，同時也是為了確保癌友在身體上具備基本的適應能力，能勝任基本的職場活動，像是通勤、站立、搬運重物等。

身體評估就像是對各部位進行功能檢查，例如：評估手部動作是否流暢、請癌友們抱著東西站起來、模擬將東西放到架子上等動作。一般而言，「身體活動量表」會有一個常模對照表，指明正常狀態下應達到什麼樣的程度。假設標準是五十，癌友只做到了三十，那就能知道哪些部位需要加強訓練，避免身體過度勞累。

舉例來說，過去工作環境往往需要搬運重物，在回到職場前，就特別需要評估。也許過去能搬得動三十公斤的物品，但重回職場時，同樣的負荷量可能必須要在幾週、幾個月後，逐次循序漸進才能達成。

重返職場之認知狀態評估

除了身體狀況外，癌友在接受治療的過程，有些藥物副作用可能影響癌友的記憶與專注力。但這些並不需要過於擔憂，結束治療後，體內的毒素會慢慢代謝，部分的認知功能會逐漸恢復，但仍可能有些微的認知功能損傷，所以可使用一些代償的策略，像是利用視覺上的提醒，可以將待辦事項寫在便條紙上，貼在門口或辦公桌前。通常，因藥物引起的認知功能不至於有太嚴重的影響，善用手邊的小工具，能夠幫助應對記憶力下降的狀況。

重返職場之心理狀態評估

與實際的工作能力相比，心理狀態會在極大程度影響是否能順利回歸職場，並且保持穩定且長期的參與工作，並從中獲得成就感。

事實上，在重回工作場域時，往往會焦慮自己是否能勝任工作，進而影響在職場的人際關係。有時候，同事們莫名的同情，會給癌友帶來更大的壓力；在面試時是否該與主管坦承癌症病友身分，也會增加心理負擔。這是因為社會對「生病的人」往往帶有刻板印象，不論是公司的同仁還是自己，都需要花一段時間才能夠意識到，即使生病了也可以做好自己的工作。

但不管是新找的工作或原本熟悉的職場，「一切誠實以告」或許是對自己較有利的解方。只有如此，當真正遇到困境時，才有辦法找到能夠理解並且協助自己的人；而坦承身分，其實也可以減輕後續的壓力與負擔。

逐步釐清、減輕焦慮感，是病友們重返職場需要走的漫漫長路。而找到最適合自己的應對方式是最重要的事，也是在重返職場前，需要先做的功課。

而如何進行自我評估，建議最適宜的方式是在重新進入職場前，問問自己：「有信心嗎？會焦慮嗎？為何焦慮？」若仍不確定，或難以找到緩解的方式，我會建議尋求職能治療師或者心理諮商師的協助。臨床上，也有些關於憂鬱和焦慮的量表，可協助職能治療師對癌友們進行心理健康的評估。

重返職場必殺技：善待自己

陪伴癌友思考重返職場規劃的時候，很多癌友都會分享，其實從未想過要重新照顧自己。

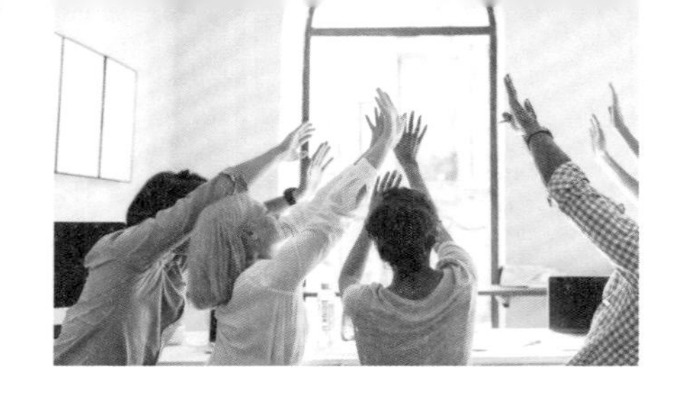

可能是因為大多數的人對自己並非完全瞭解，直到疾病闖入人生，才第一次意識到善待自己的重要性。而重返職場的需求，便是個很好的契機，開始逐步建立對自我的認識——我的身體狀況如何？我的精神還好嗎？我感受如何？並且也學會照顧自己，放下對自己的嚴苛要求。

每一天，嘗試回答自己的過程，都是在建立對自我的認識。透過如此，可以意識到自己需要什麼樣的幫助和照顧，是癌症康復、重返職場前重要的一步。若**能夠意識到自己需要足夠的休息、營養充足的飲食、友善的對待，並且做出實踐，便自然能夠在職場與康復中獲得新生活的信心。**

在進入職場前，適當降低對自己的標準，並對自己感到沒自信的地方加強訓練，便能更好幫助自己進入職場。有位勇敢抗癌的時事評論員曾分享，歷經許多治療後，他的身體已經不如從前，而他在重返職場之前經常焦慮自己的反應不如過去快，講話音量也不如過去鏗鏘有力。後來建議他降低自己的標準，慢慢講，調整自己說話的方式。結果這位主持人發現，這樣的講話方式，並不一定會讓自己的工作效果打折扣。

鼓勵癌友，在回歸職場時最重要的是給自己足夠的耐心，多數時候，不安來自於對自己的標準太高，而目前自己的能力未必足夠。因此，需要適時地降低自己的標準，循序漸進地適應，這樣在面臨挫折時，才不容易再度陷入疾病帶來的陰影之中。

03 重回職場 沒有想像中困難

諮詢專家／得人資源整合有限公司創辦人 蔡淯鈴
整理．撰文／陳秋華

許多癌友在治療過程或在後康復，會開始思考重返職場的可能性。不過癌症治療造成的影響和改變，面臨可能無法回到原公司、原職務，此時分享幾點建議給癌友，幫助釐清問題找到合適的解方。

首先，可以先釐清其中真正的原因為何。這時候通常需要透過以下三個問題，來分析可能的機會選項：

◎你現在幾歲？

◎你過去工作經驗有多少？

◎你已經中斷職涯多久？

這幾個因子在個人主觀想法及外在客觀環境上，都有所影響。二、三十歲罹癌跟五、六十歲罹癌，治療後再重回職場，看待工作的需求與期待，都會因受當下的生命狀態而有所差異，這些都會影響到癌友們如何自我評估。

若想探索癌後重回職場的可能做法，可以在以下時間點進行考慮：

◎剛得知罹癌時

◎開始治療時

◎治療全部結束時

◎治療已結束一年或二年，或者對自己的狀況比較有把握時

如果能在越早期開始打算，即使接下來治療過程各種不確性因素相對越高，但其實是對自己越有幫助。

獲知罹癌時，如果可以，不要主動提離職

在得知罹癌後、且還沒有立即性地影響到工作能力的時候，建議策略是先不要主動離職，先去瞭解公司能夠提供的協助有哪些，檢視身邊可用的資源。建議先跟公司溝通，是能請假、調整職務內容、保留在公司的職務。

持續擁有一個有工作的身分，會有以下幾點好處：

首先，是心理上的歸屬感。在工作上還屬於某一個組織，這種連結會帶給人有歸屬感，溫暖的連結能夠給予前進的力量。

第二，持續有工作帶來的成就感。癌症治療是一個容易讓人疲憊的過程，但有工作上的成就感，有助於提升自信心。

第三，工作上的收入，能夠減輕經濟壓力。

倘若公司希望癌友離開現職，那麼可以與公司協議，由公司為其辦理非自願離職。因此，癌友可以從公司領取資遣費，也可以由就業保險獲得失業給付（四十五歲以下給付六個月、四十五歲以上給付九個月）。若有爭議，可以就近聯絡縣市政府勞工局處尋求勞資調解協助。

想轉換新跑道，先求「有」就好

受到癌症治療的影響，許多病友在體力、思考、判斷力等狀態會有所改變，此時病友可以先瞭解，在大病初癒還想要工作的目的是什麼？想追求的重點是什麼？

先認識到「我已經不再是原來的我了」的事實，即便技能仍在，但癌後的心理狀態、價值觀、體力都會因治療有所落差，為避免期待與實際有所落差，而感到信心不足。在康復後

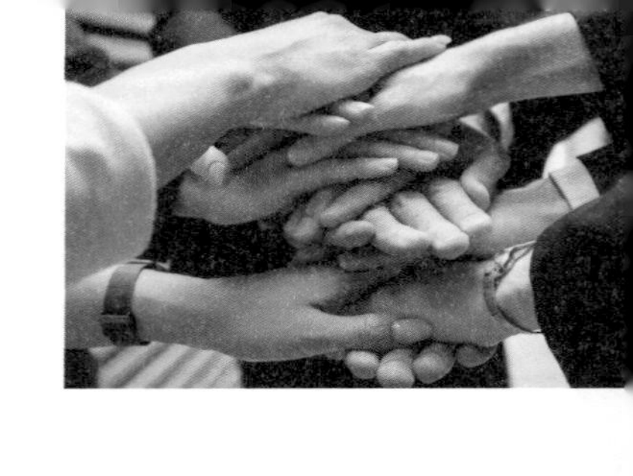

的第一份工作，可以「有一份工作就很好了」的想法來鼓勵自己，先從短期（聘用期間短於一年）的約聘工作，或是職務代理人工作出發。

在重回職場的前兩年，可以先不要設立太高的期待，將重點放在「讓生活有目標」，有地方可以去上班、有重心可以轉移。

隨著身體的復原，同時慢慢地累積工作成果，會對自己越來越有信心，別人也會對你比較有信心，接著再去談比較長的合約或薪水比較高的工作、漸漸回到全職工作的軌道。

因此不要急，不妨就把這兩年當作播放音樂時，所按下的暫停鍵。

創業、自主工作也是選項

癌後回歸職場，創業、接案、自主工作也是一個選項，提供一個相較有彈性、方便調整的工作模式，幫助實現自身的職業理想。

創業可以根據自身身體狀況和能力，制定彈性的安排，這種彈性有助於癌友適應康復期間的不規律情況，減輕身體和心理壓力。另外一個好處是，可以根據自己的節奏進行工作，無需受制於嚴格的公司規定。這種自主性能幫助他們更好地管理康復過程，不會因工作壓力而影響健康。

如果已經有創業方向，但擔心自己資源不足，除了先跟家人夥伴們商量之外，建議可以尋求相關單位的協助，例如政府的就業服務中心，先去瞭解職訓課程的資訊、進行職涯諮詢，或到相關網站瞭解職訓課程與補助津貼。挑選想要創業的相關主題課程，或者以學習新東西作為起點，漸進式的開始創業之路。

勇敢「走出去」是很重要的事

創造社會連結，開始規律的生活，這些都是幫助自己慢慢回到職場的方法。

接案創業同樣要建立一個規律性，因為規律性會產生秩序感，而秩序感會讓人覺得踏實、帶給人力量。同樣的道理，從簡單、小的工作開始嘗試，當然最重要的是衡量自己的體力狀況，看看自己能做什麼。像是對銀髮族友善的服務業工作，可能也適合癌後病友，或考慮離開自己居住的城市到外地找工作，甚至去中南部打工換宿也不錯。

找工作也要懂得愛自己，別讓自己孤軍奮戰

癌後重回職場事半功倍的方法，是先盤點手上的資源。例如可以請親友或以前的同學、同事等幫忙介紹工作，不一定只靠人力資源相關網站。鼓勵癌友多與社會連結，社群媒體大多呈現光鮮美好的一面，但實際上每個人的生活可能都有各自的挑戰。如果這些資訊讓你陷入自憐，建議遠離。當意識到負面影響時，找朋友聊聊天或出門走走，適度拉自己一把。找工作的過程本來就不簡單，這都需要時間。而有家人朋友的陪伴、支持，適時給予安慰、鼓勵，是很重要的心靈支持，盡量不要讓自己孤軍奮戰了。

04

癌友重返職場常見糾紛 維護自身權益從日常做起

諮詢專家／台灣癌症基金會人力資源顧問　梁興南
整理．撰文／吳孟瑤

癌友重返職場，常見四大潛在問題

現今的癌症已非絕症，大部分人在療程中或治癒後，仍然可以維持或是恢復就業狀態。但不少癌友可能因醫療過程仍然需請假就醫、體能狀況等問題，而產生職場權益的爭議糾紛。

癌友常碰到的職場爭議問題大致可分成四種：

一、**薪資、津貼與獎金**

除了本身薪資，其他像是業績獎金（尤其是季節、團體獎金）伙食津貼、交通津貼、年終獎金等，都可能因為罹癌生病、出缺勤的實際狀況而受到影響或產生爭議。例如同樣一份

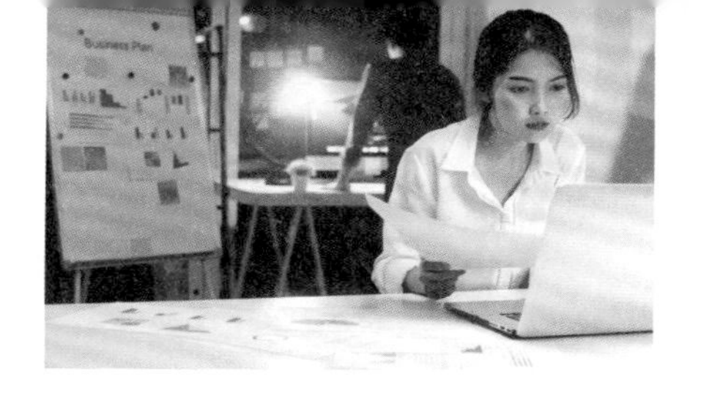

團體獎金，癌友員工如果有較常請假、工時較短等問題，是否仍然能和其他員工一樣平分獎金？還是要依照實際上的工時比例減少？

二、工時問題

職場上一般員工是一天工作八小時，一週工作五天，總共是一週四十小時。但即便是治療完成後的癌友，也可能因為後續醫療的複診以及健康上各種原因，需要更彈性的工時，依實際需求更改計算方式，例如一天工作五到六小時，一週工作三到四天等，這些都是需要事先商議的部分。

三、請假、年資計算

根據二〇二二年一項癌症相關調查資料顯示，近八成的癌友仍有穩定工作，然而受治療副作用等因素影響，導致體力變差、易疲倦、突發性的身體不適應等需頻繁請假，雖然《勞基法》上有普通傷病假、事假、特休假等假別可運用，但因為連續或長期請假造成出缺勤比例不能比照一般正常員工，是否影響個人年資的計算？又是另一個容易起紛爭的問題。

四、職務調動

罹癌後無法勝任原來工作，例如原本的工作需要重體力或是彈性加班工作，但由於癌後體能狀況無法像往常一樣勝任，如此一來員工可事先向企業組織協商申請轉任較為適合的工作。但另外一種狀況，也可能發生對於新調動的職務工作不喜歡，或不適應轉調後工作的情況，因此衍生職場權益上的紛爭。

復職三十天前向公司預告，留存醫療診斷文件至關重要

過去，不少病友會怕罹癌招致他人異樣眼光，或擔心被歧視、不當對待，少部分人甚至會因為覺得有罪惡感而隱瞞自己的健康狀況，唯恐拖累公司或是給周遭的同事添麻煩。不過現在社會對於健康管理的觀念進步與開放，與癌友互動「相存並容」的認知與作為持續普及，現在更具有愛心的的觀念則是「只要做好事先告知和維持良好溝通，癌友一樣可以繼續工作或是重返職場，展現職能貢獻於企業與社會」。

建議可將準備工作分成治療前、中、後三個階段：

◎接受治療前

建議先詢問醫師，瞭解自己的治療計劃，也可以將計劃時程提供給雇主、主管，讓雙方都能清楚瞭解之後會面臨的狀況。如果需要搭配良好的休息品質，也可以根據自身治療狀況適時考慮、並討論是否暫時轉任其他工作，還是需要先請假、停職、留職等。

◎治療期間

與同事或主管經常性保持聯繫，除了可以讓公司清楚自己的病程及治療進展，也可以督促自己保持對工作相關資訊及人際關係的敏感度。如果是一邊治療，一邊仍持續在職場上工

作的人，可能會因療程或副作用導致需要請假，建議隨時保持、更新工作交接清單（例如使用線上表單，可以隨時更新、彼此共用），讓主管或同事清楚工作最新進度與相關聯絡窗口，以確保工作的交接順暢。

◎治療結束、準備重返職場前

建議一定要於復職前三十天向公司、主管及同事預告，且切記是以「書面補正」的方式通知（例如復職申請單、工作協調單等），不要只是口頭或訊息（如傳簡訊、LINE等）告知，用白紙黑字、正式文件留下證據非常重要。

除了復職預告，重返職場前也可以申請與直屬主管、相關同事及人事主管召開三方會議（建議過程可錄音），確認自己復職的時間以及復職後的新工作內容等。至於為什麼是「三方會談」？主要是希望除了勞資雙方，還要有一位專業公正的第三者扮演溝通的橋樑，如果討論過程中任何一方因為不同的立場、角度和意見起了爭議，此時仍有第三方可作為雙方的橋樑，站在較客觀的角度去協商調解。

勞資爭議調解流程六步驟

從現行的《勞基法》來看，目前對於職場的不當解雇、刁難等勞資爭議，並未針對癌友有不同處理方式。因此一旦進入勞資爭議事件或是協商程序，乃至於到法院，處理方式與一般民眾皆不會有太大差異，但這也是因為就《勞基法》現有規定，就足以避免癌友受到不

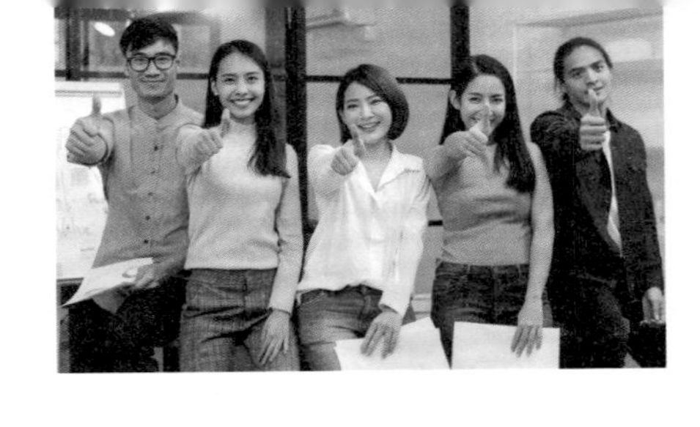

當的侵權或對待。

當爭議事件真的發生時，建議公司和員工還是先透過內部相關員工協助，共同尋求有共識的解決方案。如果做了一切溝通的努力，真的無法達成協議，就需要找相關政府部門進行協調和調解，例如勞動部勞動檢查機關、地方政府勞資爭議調解。

勞資爭議調解流程通常包括六步驟：

一、**提出申請**：向當地勞動機關申請調解，填寫調解申請書並檢附相關證明文件。

二、**安排調解**：勞動機關接到申請後，會派遣調解人與雙方當事人進行調解。

三、**調解過程**：調解人會邀請雙方當事人到調解場所進行調解，期間需保持保密性和公正性。

四、**達成協議**：如果雙方在過程中達成協議，調解人會協助雙方撰寫調解協議書，並由雙方簽署。

五、**調解失敗**：如果雙方在調解過程中未能達成協議，調解人會製作不成立調解書，此時雙方可選擇進一步提出訴訟或其他解決方式。

六、**執行協議**：達成協議後，因調解具有效力，如果一方不履行協議，另一方就可以向法院申請執行協議。

平常就要關心自身權益，莫到病時抱佛腳

此外，勞動部有編列預算可以補助律師費用，癌友們可到各縣市「法律協助基金會」洽詢。而在勞動事件處理期間，若癌友有工作意願，但找不到工作或無法獲得其他政府給付而生活陷困者，且符合無財力之勞工（如中、低收入者），在勞資爭議訴訟期間，可向勞動部提出勞動事件處理期間必要生活費用之申請。

最後，在面對重返職場，因為勞動條件的爭議產生糾紛時，還是建議癌友兩件事：

一、**事先作好溝通協調，備好書面文件，法律途徑永遠是最後的方法！**

訴訟過程對癌友的身心靈其實都是不小的耗損，返回職場前，可依前文所提，做好各種準備，並留存書面文件；若真的不幸發生糾紛，也建議先從內部資源（如尋求人資協助等）方式處理，對癌友的健康和心理來說，絕對比走法律途徑來得適宜。

二、**留意勞工相關法規，不是生病時才探尋權益**

不論是員工權益還是職場爭議糾紛的處理方法，建議身為受雇者平常都應該要去關注留意管理規章和自身權益，不同組織的營運性質差異，有自己的員工管理規則，往往和別的產業不能相提並論或比較。員工權益平常就該關心，一旦不小心罹癌、生病時才不會慌了手腳。

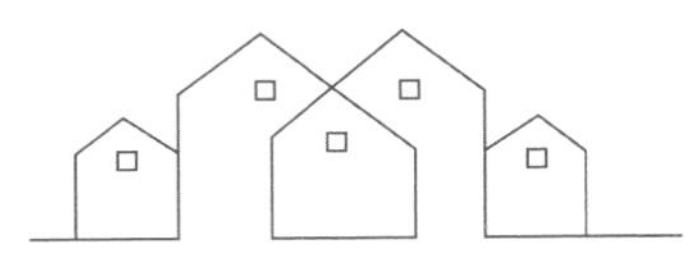

Part 4

回歸心生活
展開有品質與意義的人生

在國小任教的小吳是一位大腸癌癌症病友患者，治療結束後生理狀況幾乎恢復正常，也順利回到職場，生活與罹癌前並無不同。

但罹癌的經歷卻讓他深陷壓力，身體一有異狀，他總會認為與癌症後遺症有關，有時就連醫師也會因自己有罹癌病史，就算是簡單的腸胃性流行感冒，也常被認為是因為與曾經罹癌有關，甚至在學校想要小憩，也會被同事特別關心是否身體無法負荷。

他感嘆，似乎只要得過癌症，癌友常會被標籤化，癌症所造成的影響也被廣泛地框架，心裡不禁覺得好累：「好希望大家也能把我當一般人看待。」

隨醫療進展、癌症存活期延長，罹癌不再是人生的終點，癌友康復後，人生的下半場才剛要開始，對許多癌友來說，放下「我曾是病人」的想法卻是一件難事，旁人對罹癌者的先入為主的成見，也讓他們陷入身心俱疲的困境……

01

與癌共存「心」世代 建構癌友心理照護支持網絡

諮詢專家／亞太心理腫瘤學交流基金會董事長、
台北馬偕紀念醫院精神醫學部主任　方俊凱
整理．撰文／謝懿安

隨著醫療的進步，癌症治療日新月異，新的化學藥物、標靶藥物、免疫療法等持續進展，治療方式的進步，同時也提高不少癌症病人的存活率。然而，從癌症診斷、治療到復原過程中，病人的心理照護卻經常受到忽略。除了身體的疾病治療外，心理議題更是直接影響癌友回歸正常生活的主要原因。

足夠心理支持，有助提升存活率與生活品質

國外的研究經驗顯示，社會心理介入模式可提升病患的生活品質，延長病患的存活率，屬於心理腫瘤醫學（Psycho-Oncology）的範疇。心理腫瘤學重視病人在癌症各階段會遭遇

到的情緒衝擊，應該透過政策、醫界與跨專業團隊的支持，提供病人全人照護。

從整體照顧的觀點來看，**整合心理腫瘤醫學於癌症醫療中，不僅可以提供社會心理支持，診斷精神疾病以事先預防或早期治療；身體、心理及社會三方面的互相配合，更能使癌友順利進行治療並提高生活品質。**

過往因為癌症存活率不高，過去二十多年來在癌症心理支持上，主要是癌末病人的安寧照護，重視病人在生命最後一段路的心靈需求。

然而，隨著癌症治療進步、癌症走向慢性病化，現在更需要重視的是癌友與疾病共處時的心理健康。

臨床上發現，癌症病人容易出現焦慮、憂鬱、失志症候群（Demoralization Syndrome）等造成的心理壓力，喪失生活功能。以失志症候群來說，會造成病人持續存在絕望、無望感、無助感和生命意義與目的的失落。

若在治療過程中能給予病人足夠的心理支持，可以維持心理健康，有助於抗癌並回歸癌後生活。

不過大眾對於癌症心理支持的認識仍然有限，國家政策也還有很多可調整的空間，二〇一三年與醫界友人一起成立「亞太心理腫瘤學交流基金會」，向政府與醫院倡議把心理照護納入癌症全人治療內。一方面持續培訓專業的癌症精神科醫師與心理諮商師，另一方面期盼能把癌症心理諮商納入健保給付，讓更多癌友的心理需求獲得重視。

不同癌別心理衝擊有別，發展心理支持應細緻化

統計上來看，有三分之一的癌症病人承受嚴重的心理困擾，而各癌別對於心理造成的衝擊與負荷也不盡相同。舉例來說，罹患乳癌的女性，除了經歷治療上的不適之外，可能也要面臨乳房切除與重建的課題。對於有伴侶關係的癌友來說，親密互動更是一個直接的衝擊。此外，外觀上的改變也會直接影響到心理的自我認同，需要重新適應身體上的變化。

罹患肺癌的病人，則常常出現呼吸困難的狀況，「我是不是快沒命了」的焦慮經常盤旋在腦海中，而不敢出門、影響日常生活。研究發現，常發生呼吸困難的肺癌病人有更高的機率會發生恐慌相關的症狀，需要轉介專業心理醫護人員的協助。

又或是頭頸癌，治療造成的顏面損傷、語言與進食功能等障礙，嚴重影響頭頸癌病人的心理健康與生活品質。導致在所有癌症中，頭頸癌病友有較高的精神障礙風險，極需專業團隊的心理支持協助。

先進國家針對不同癌症心理照護需求，皆提出專門的照護指引，例如美國國家癌症資訊網（National Comprehensive Cancer Network, NCCN）於二〇二三年五月發表最新版「困擾處遇」（Distress Management）的修訂指引；歐洲癌症醫學會（European Society For Medical Oncology, ESMO）於二〇二三年八月發表最新的成年癌症病人焦慮與憂鬱臨床指引等。

在二〇一八年，台灣制定了全癌別的癌症照護指引，接續推出針對有肺癌、頭頸癌心理腫瘤臨床照護指引。未來有必要制定更多細緻化，針對不同癌別類型的照護指引。目前，正積極擬定「2024～2030 國家癌症防治計畫」，有望將心理照護列為重要建設項目，期盼能從制度面上建構完善的癌症心理支持網絡，幫助癌友們重返生活、重建新人生！

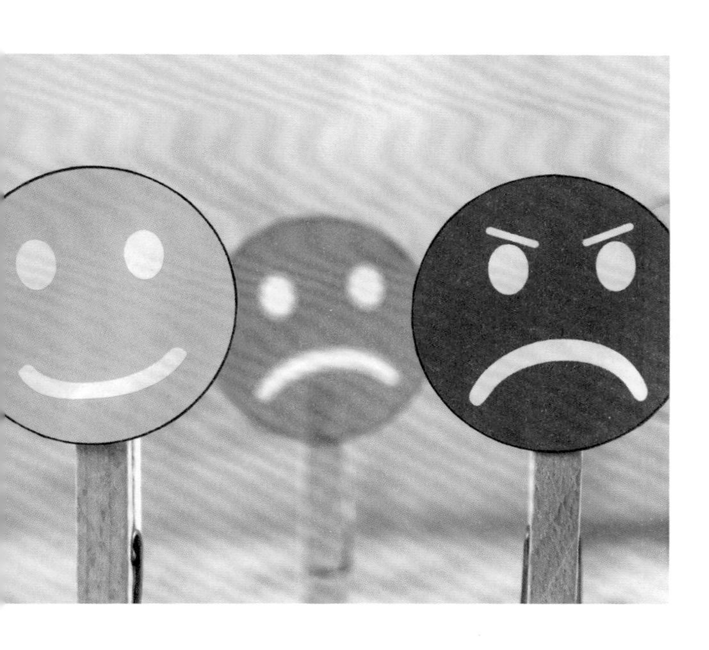

02

罹癌 找回自己的契機

撰文／台灣癌症基金會諮商心理師 張維宏

每個人從出生到老，都會遭遇大大小小的疾病侵擾，疾病與人之間的關係是密切也不陌生的。而罹癌這股突如席捲而來的風暴，毫不留情在我們的生活軌道上肆虐著。

從最初被診斷罹癌的震驚、入院或治療前的焦慮，一直到進入療程所產生的疼痛與其副作用的不適。而且癌症病友的心理狀態或情緒反應，很容易跟治療過中的生理感受交互影響。

當在面對未知的治療結果時，腦中都會不時飄過一個念頭：「我能不能夠活下來？」這實在是一段非常、非常不容易的歷程。

自我覺察是改變的開始

罹患癌症是一種生命的邊緣經驗，會很深刻的意識到生命的有限性。有不少研究顯示，人在癌後對於人生中重要事件的排列順序會有所改變。這樣的經歷是一種自我覺醒！

這樣的自我覺察可以幫助：

◎**提升自我認識：**助於瞭解自己的價值觀、目標信念和人生意義，進而調整出更符合個人需求的生活方式和目標。

◎**改善情緒調節：**能認識並理解自己的情緒，進而有效地處理負面情緒、減少壓力和焦慮，增進心理健康。

◎**協調人際關係：**瞭解自己的情感和需求，能夠更好地與他人溝通，建立更健康、親密的人際關係。

◎**探索自己的優勢：**幫助我們發掘個人強項、弱點，讓工作和生活更有品質，也更有自信心。

◎**促進自我成長：**通過持續的自我觀察和反思，能夠不斷學習、成長，發掘潛在的能力。

改變，往往起源於覺察。我們可以從簡單的自我覺察練習開始，慢慢對自己的身心狀態、感受、需求有更多的感受。

找一個安靜不受干擾的環境，開始觀察自己的呼吸，可以選擇端坐或躺臥，然後嘗試以下三步驟自我覺察練習：

一、先閉上雙眼、試著把注意力放在呼吸的觀察上。

二、當你出現任何的念頭，不用壓抑或抗拒，把注意力繼續放回呼吸的觀察上。

三、在過程中，只觀察、不評價自己的念頭或是任何浮現的感受。

自我覺察，是需要實際體驗靜心觀察自我的過程，雖然以上步驟並非能立即產生長期性的改變，但自我覺察練習的方式很多元，包括靜坐、冥想、音樂、繪畫、藝術肢體表達、自我敘說等，都是可以出發的路徑。

開啟回歸自我的旅程，有機會展開更有品質與意義的人生。有不少病友在經歷癌症這深刻的生命體驗後，開始學習自我照顧、更關注自己的需要，以及身心靈層面的健康。放下會讓身心疲憊的事物，藉由靜心來瞭解自己的真正需求，察覺身體和心靈的訊息。這是一個向內探索的旅程。讓我們建立更健康、平衡的生活，為自己營造更多愉悅、平靜和有意義的時刻。

03

癌後的情緒管理與心靈療癒

撰文／台灣癌症基金會諮商心理師 張維宏

在文化與社會環境長期影響之下，很多癌友在康復的路上可能因為別人的期待、自我的壓力經常不自覺地壓抑自己的情緒，而當情緒過度壓抑，容易出現情緒突然爆發、恐懼害怕、或焦慮不安，進而形成惡性循環。癌友們需要瞭解，康復的過程不僅僅是生理的康復，情緒和心靈的療癒更是重要。

面對情緒，學習正念減壓

當情緒出現時，先別急著否定它；去觀察這個情緒，不反射性的評價自己，試著把這樣的情緒感受記錄下來，感受它們，並思考應該如何照顧這些情緒，也可以尋找信任的親友分享。

情緒也會透過身體的感受浮現，當能夠觀察到情緒對身體的影響，就可以透過照顧身體來平復。跳脫過去控制或壓抑的方式，改而去覺察自己情緒的存在。當情緒能夠被抒發，那些曾感到的危險、不安也會平靜下來。

以下提供幾點正念減壓和面對情緒的方法：

◎**呼吸放鬆**：專注於呼吸，感受每一個呼吸進出的過程。當你的思緒飄移時，注意並回到呼吸上。

◎**身體掃描**：躺下或坐下，逐一放鬆身體各個部位，感受每個部位的感覺。從頭部開始，逐步移至腳部。

◎**感官體驗**：觀察自己當下的五感體驗，如聽覺、視覺、味覺、觸覺和嗅覺。感受周遭環境和自身的感覺。

◎**觀察情緒**：觀察自己當下的情緒，不用評價或試圖改變它。我們只需要靜靜觀察它，情緒會來也會走，情緒不代表自己，它只是我們的一個狀態。

◎**善待並接納自己**：試著感受自己的身心需求，接納自己真實的需要，並尋找目前做得到的方式，好好善待並照顧自己。

◎**練習感恩**：試著學習觀察並體會當下的美好事物，感謝生活中的小幸福。試著練習每天寫下三件讓自己的感謝的人事物，幫助我們去覺察生活中的美好存在。

◎日常正念：在日常生活中實踐正念，我們可以在獨自用餐時，細微的觀察食物進入口中時的形狀、質地，以及味覺的層次。感受食物在口中咀嚼、慢慢吞嚥的過程。

透過這些練習可以增進我們的自我覺察與照顧的能力，讓我們有機會以更平靜、清晰的狀態來面對生活中的變化。這也有助於減輕壓力、提高心理韌性，促進整體的身心健康。如果覺得需要指導，可以考慮參加正念課程或尋求心理專業人員的幫助。

尋求精神醫療與心理專業的協助

當壓力來的太大太快，若超過一個人的精神負荷，便可能形成創傷經驗，或是延伸出相關的情緒困擾。在確診初期若自身感受到極大的壓力，尋求專業醫療機構的協助是一個重要的預防動作。在心理衝擊的初始期間，借助專業的精神或心理資源介入將有助於心理復原，保護並降低相關精神困擾的產生與惡化。

罹癌的衝擊，也可能觸發病友過去生活中本已存在的心理問題。除了治療生理上的疾病，適時尋找對癌症議題專長的心理諮商也同等重要。讓專業的身心資源來幫助我們處理過去被忽略的困擾，轉換心情、自我療癒，往更有品質的癌後人生前進。

學習自我療癒與壓力調節，提升癌後生活品質

除了面對疾病、遵從醫囑、完成療程以外，在治療過程中重新審視自己的生活模式與價值觀，重新學習自我療癒與壓力調節也至關重要。壓力牽涉著交感神經、腎上腺與免疫系統，避免壓力誘發身體疾病，增加癌細胞轉移等風險，建議在生理的醫療計劃之外，應該好好尋找適合自己的心靈療癒之路。

身心減壓的方式除了藥物外，還有透過練習經驗性對策來協助，例如靜態的正念減壓、冥想、音缽，或是稍微動態的瑜珈、太極拳等，而若是較為劇烈的體能性運動，則可以在自我評估與諮詢醫師可行後，依照自己的節奏來鍛鍊。

希望癌友們都能以自我覺察照顧為根基，適當的去接觸抒發與調節情緒。**在人際關係中勇於肯定自己，並設下適當的關係界線，這些都將幫助提升癌後的生活品質，讓癌後的生活更加充滿意義。**

結語

找出與癌共存的平衡 活出精采「心」生活

諮詢專家／亞太心理腫瘤學交流基金會董事長、
台北馬偕紀念醫院精神醫學部主任　方俊凱
整理．撰文／謝懿安

面對癌症，如何與之和平共存是許多癌友一生的課題。然而，獨自面對癌症帶來的身心衝擊並不容易，學會向親友、專業人員表達內心的壓力，善用資源拉自己一把、度過罹癌低潮期，相信每個人都能活出癌後精采生活！但該如何走出陰霾？又有哪些資源可以使用？就成為值得深思的議題。

穩固存在感與找出意義感，找到與癌共存的平衡

面對癌症確診的那一刻，癌友的存在感會受到嚴重的衝擊，心理上常有不安、焦慮、憂鬱，生理上則要承受治療所帶來的疼痛與煎熬，這些感受甚至會威脅到自己活著的感覺。無論

在生理還是心理方面都會需要專業醫療團隊的支持，幫助癌友們穩固自己的存在感。尤其是心理層面，必要時求助心理諮商，幫助理解和應對情緒上的起伏；若確診有精神方面的疾病，則有藥物能輔助治療，減輕病人的心理壓力，學習與罹癌的自己相處。

接下來，則需要建立病人對生命的意義感。從臨床協助病人的經驗發現，意義感不是「想出來」的，而是「做出來」的。這部分鼓勵癌友們可以多多參與病友團體，也可以去參加自己有興趣的活動。很多病人反饋，他們透過與人互動的過程中會突然領悟到一些道理，再回到診間諮商，更能夠幫助梳理出自己的意義感。

與癌共存，也代表要學習與未知共存

事實上，每一個人都面臨這樣的挑戰，生活本就充滿不確定。學習接受這種不確定，不過度被復發的恐懼束縛，同時以謹慎地評估和深思熟慮的態度面對生活，再做出下一步的決定，這是很重要的！

在追求人生的意義與衡量身體狀況之中取得平衡，謹慎地一步步往向前邁進，是在臨床上經常給予癌友們的建議。

專業心理諮商師，引導前進的方向

在台灣，許多人對於心理諮商仍存有抗拒，但可以轉念想成：是有一個人可以跟你商量討論這些你遇到的困難，而這個對象又是受過專業訓練的醫護人員，他可以很客觀的、不帶批評的協助引導你往前進。

曾有一位癌症病人，已經來門診超過十五年了，當初罹患血癌時才二十多歲，原本計劃要開補習班創業，然而罹癌改變了他的生活軌跡。發病初期他很沮喪，治療過程中也不斷感到恐懼與不安，即便治療結束後也一直害怕復發。但透過持續的門診諮商，幫助他客觀的分析狀況，最後，他重新振作找回夢想的初衷。

雖然，後續經歷復發，但醫療藥物的進步讓他還是可以邊治療、邊工作，並在後來做好心理和體力準備後，謹慎地投入創業，不過度勉強自己，慢慢調整而後實現了夢想。現在的他已經開了第二家補習班，活出屬於他的癌後精采人生！

別獨自承攬壓力，善用資源拉自己一把

在經歷生病的過程中，癌友本身求助的意願是最重要的。很多癌友害怕為別人帶來負擔，而選擇把心理上的焦慮、低落獨自往肚裡吞。但事實上，社會上有許多專業資源可以善加運用，透過專業心理人員的介入，能夠幫助癌友找出面對疾病的方式，更有勇氣面對癌後的新生活！

在資源部分，台灣癌症基金會提供心理諮商服務，是可以善加利用的管道。

亞太心理腫瘤學交流基金會則從去年起與多家醫院簽約，補助癌友至合作機構的「心理諮詢門診」看診，降低治療之外的經濟負擔。

最後，也**鼓勵癌友們在治療結束、重回生活時，不需要要求自己凡事都要積極努力，而要給自己機會靜下來、時時回首走過的路程，平靜才能帶來真正的力量，願每位癌友都能夠活出精采的「心」生活！**

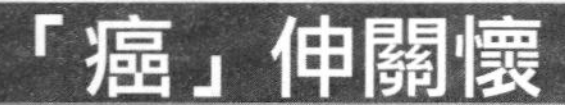

將服務延伸至全國104家醫院癌症資源中心，不定期的在各醫院舉辦課程講座、提供出版品、康復補助品、各項補助專案轉介與申請。

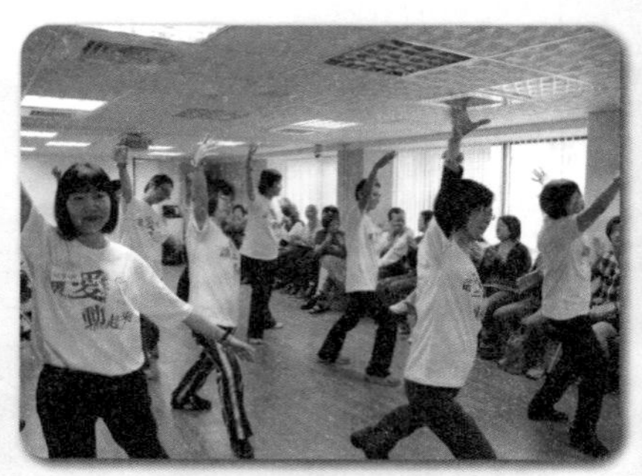

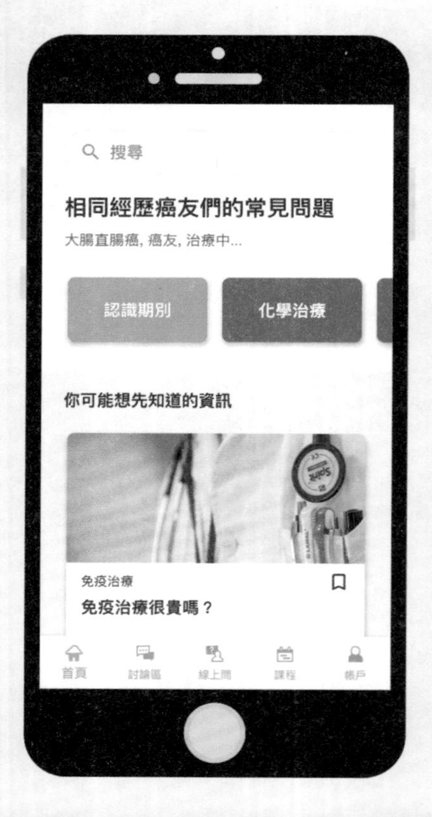

台癌e照護APP

提供線上多元的照護課程影片、癌症線上問、直播小教室等功能，打破時間與地域的限制，讓癌友及家屬能隨時隨地獲得專業諮詢與居家照護學習。

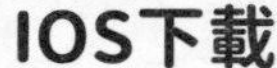

Android下載

台北總會：105台北市松山區南京東路5段16號5樓之2
服務專線：02-8787-3881　　傳真：02-8787-9222
https://www.canceraway.org.tw/
高雄分會：807高雄市三民區九如二路150號9樓之1
電話：07-311-9137　　傳真：07-311-9138
Email:5aday@canceraway.org.tw

台癌官網

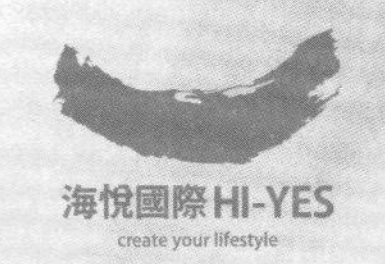
海悅國際HI-YES
create your lifestyle

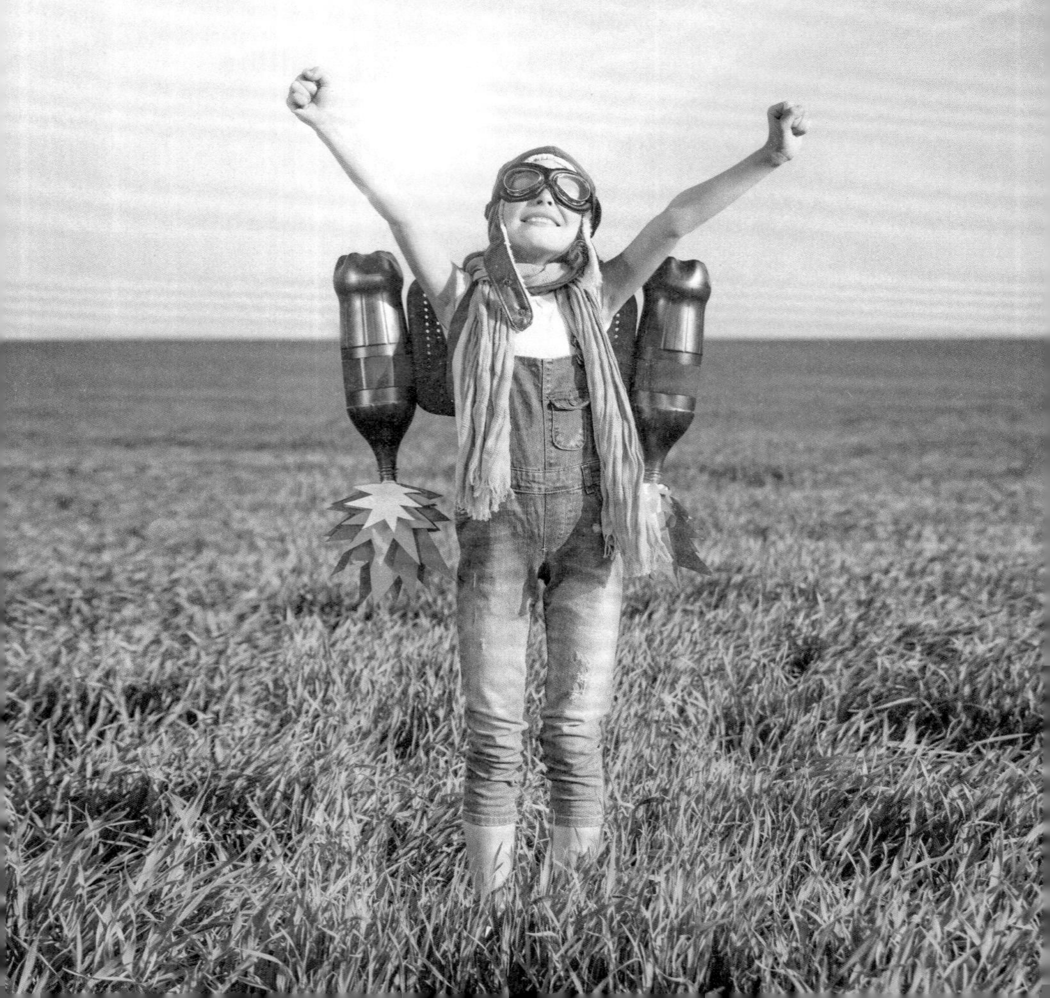